AF404266

L'ŒUVRE MÉDICO-CHIRURGICALE

Dr CRITZMAN, Directeur

Suite

DE

Monographies Cliniques

SUR

les Questions Nouvelles

en Médecine
en Chirurgie, en Biologie

N° 3

(publié le 10 juillet 1897)

LE LAVAGE DU SANG

PAR

Le Dr Félix LEJARS

AGRÉGÉ, CHIRURGIEN DES HÔPITAUX DE PARIS
MEMBRE DE LA SOCIÉTÉ DE CHIRURGIE

Chaque monographie séparément 1 fr. 25

PRIX DE L'ABONNEMENT A 10 MONOGRAPHIES : 10 FRANCS — ÉTRANGER 12 FRANCS

PARIS

MASSON ET Cⁱᵉ, ÉDITEURS

LIBRAIRES DE L'ACADÉMIE DE MÉDECINE

120, BOULEVARD SAINT-GERMAIN

1897

CONDITIONS DE LA PUBLICATION

La science médicale réalise journellement des progrès incessants; les questions et découvertes vieillissent pour ainsi dire au moment même de leur éclosion. Les traités de médecine et de chirurgie, quelle qu'en soit l'étendue, quelque rapides que soient leurs différentes éditions, auront toujours grand'peine à se tenir au courant.

C'est pour obvier à ce grand inconvénient, auquel les journaux, malgré la diversité de leurs matières, ne sauraient remédier, que nous fondons, avec le concours des savants et des praticiens les plus distingués, un recueil de monographies dont le titre général, *L'OEuvre médico-chirurgicale*, nous paraît bien indiquer le but et la portée.

La *Médecine* proprement dite, la *Thérapeutique*, la *Chirurgie* et *toutes les spécialités médicales* seront représentées dans notre collection. Les Sciences naturelles n'y seront pas non plus négligées. La *Zoologie* avec les questions de l'hérédité, la *Microbiologie* avec la sérothérapie et les problèmes de l'immunité, la *Chimie biologique* et les toxines trouveront une large place dans cette publication.

Les **Monographies** *n'auront pas de périodicité régulière.*

Nous publierons, aussi souvent qu'il sera nécessaire, des fascicules de 30 à 40 pages, dont chacun résumera une question à l'ordre du jour, et cela de telle sorte qu'aucune ne puisse être omise au moment opportun.

Les Éditeurs acceptent des souscriptions payables par avance, pour une série de 10 monographies, au prix de 10 francs pour Paris et les départements, et 12 francs pour l'étranger.

Chaque Monographie est vendue séparément 1 fr. 25.

Monographies publiées

N° 1. **De l'Appendicite**, par le Dr Félix Legueu, chirurgien des hôpitaux de Paris.

N° 2. **Le Traitement du mal de Pott**, par le Dr A. Chipault, de Paris.

N° 3. **Le Lavage du sang**, par le Dr Lejars, professeur agrégé de la Faculté de Médecine de Paris, Chirurgien des Hôpitaux.

Adresser toutes les communications relatives à la rédaction à **M. le Dr Critzman,** *avenue Kléber n° 45.*

55619. — Imprimerie Lahure, rue de Fleurus, 9, à Paris.

LE
LAVAGE DU SANG

PAR

Le Dʳ FÉLIX LEJARS

AGRÉGÉ, CHIRURGIEN DES HÔPITAUX DE PARIS
MEMBRE DE LA SOCIÉTÉ DE CHIRURGIE

Sous le nom de *lavage du sang*, nous entendons l'introduction dans le système circulatoire, à certaines fins thérapeutiques, de solutions salines n'altérant pas les éléments figurés du sang, et dites improprement sérums artificiels : en pratique, il désigne presque uniquement l'*injection sous-cutanée* ou *intra-veineuse d'eau salée, à doses variables* ; c'est la transfusion séreuse de quelques auteurs, l'*infusion* des Allemands[1]. Le lavage du sang, dans la teneur exacte de l'expression, l'*hématocatharsise*, a été réalisé par Dastre chez les animaux : chez l'homme, nous ne pratiquons jamais qu'un lavage incomplet, et c'est avec des restrictions assez nombreuses, et pour la commodité du langage, que ce terme est applicable à la thérapeutique humaine.

Les premières injections salines ont été faites dans le choléra, et sous l'influence d'idées physico-chimiques, fort simplistes et en partie erronées. Au cours de l'épidémie qui sévit de 1830 à 1832, un chimiste de Moscou, Hermann, attribua « l'épaississement et la viscosité du sang des cholériques » à la déperdition de l'acide acétique que les fèces et les matières vomies entraînent : d'où ce corollaire, qu'en restituant au sang, par des injections acétifiées, l'agent physiologique de sa fluidité, on arrêterait le progrès du mal ; et Jœniken[2], appliquant ces données, injecta dans les veines d'une cholérique agonisante six onces d'eau acidulée par l'acide acétique : le pouls radial reparut pour un quart d'heure, mais, deux heures après, la malade succombait.

Ce fut encore à une idée toute chimique, que Thomas Latta, praticien à Leith, en Écosse, obéit, en s'adressant aux solutions salines (1832). O'Shangnessy avait montré que le sang des cholériques est considérablement appauvri en matériaux salins : il fallait lui rendre ces éléments perdus. Thomas Latta commença par administrer en lavements et en boissons le

---

1. La pratique des injections intra-veineuses, la *chirurgia infusoria*, remonte, du reste, fort loin. Voy. à ce sujet un intéressant article de Hénocque : Revue sur le traitement du choléra par les injections veineuses, traduit de l'anglais (*Medical Press and Circular*), in *Gazette hebd. de méd. et de chir.*, 1866, p. 738 et 790.

2. Jœniken, *Quelques réflexions sur le choléra morbus*, Moscou, mai 1831.

« sérum artificiel » qu'il avait composé : devant l'insuccès de cette première méthode, il prit le parti de l'injecter dans les veines ; ses expériences eurent un grand retentissement en Écosse et en Angleterre.

Voici quelle était sa formule :

Chlorure de sodium......................	0 à 5 grammes.
Sous-carbonate de soude...................	1 gr. 70
Eau.....................................	3 litres 400

Le liquide était injecté dans une des veines du bras, à la température du sang (110 à 112° Fahr.) ; la quantité était toujours abondante. Latta injectait volontiers trois litres à la première séance et renouvelait l'opération trois ou quatre fois dans les vingt-quatre heures ; il injecta, en douze heures, jusqu'à 9 kil. 240 ; en cinquante-trois heures, 10 kil. 630. On peut dire qu'il fut le promoteur des *injections massives*.

En France, la méthode eut alors peu de succès. Au cours des diverses épidémies qui se succèdent, quelques observations sont publiées (1848-1849, 1853-1854) ; en 1866, Lorain communique à l'Académie des sciences[1] un fait resté célèbre : une injection de 400 grammes d'*eau pure*, à 40°, dans une veine de l'avant-bras, avait provoqué chez un cholérique algide une réaction bienfaisante, suivie de guérison. En 1873, Dujardin-Beaumetz[2] reprend la question et utilise de nouveau la transfusion séreuse ; il constate, avec M. Grancher, que l'eau pure détruit les globules et que les solutions salines en altèrent seulement la forme, et il fait remarquer que, dans 15 cas de succès qu'il commente, les quantités injectées ont été souvent considérables ; elles ont varié de 200, 400, 500 gr. à 2, 4, 6, 10, 14 kilogrammes dans les vingt-quatre heures. Enfin, pendant l'épidémie de 1884, M. Hayem se livre à une étude approfondie des injections salines dans le choléra ; le 18 novembre 1884, il annonce à l'Académie de médecine 25 guérisons sur 100 cas ainsi traités : ce fut alors qu'il formula le « sérum » qui porte son nom, et dont l'usage s'est depuis généralisé[3].

Vers le même temps, *la transfusion séreuse commençait à recueillir l'héritage,* si je puis ainsi dire, *de la transfusion sanguine.*

De fait, si la transfusion était employée, comme la ressource unique et suprême, dans l'anémie aiguë, l'usage en avait été largement étendu ; on l'avait appliquée aux anémies chroniques, aux intoxications, au choléra lui-même, à la pyohémie, à la septicémie, à la fièvre puerpérale, à l'urémie, à la malaria, etc., en somme, dans tous les cas où l'on a tenté, dans ces derniers temps, le lavage du sang. N'est-il pas vrai qu'en thérapeutique aussi, l'histoire se renouvelle ?

Mais les difficultés et les dangers de la transfusion de sang humain, qui seule conservait une valeur pratique, avaient fait chercher, depuis longtemps déjà, d'autres liquides de transfusion. Par ses analogies avec la lymphe, le lait avait semblé d'abord tout désigné ; ce fut un Américain, Hove (de New-York), qui eut recours le premier aux injections intra-vei-

---

1. Acad. des sciences, 19 nov. 1866.
2. Société médicale des Hôpitaux, 10 octobre 1873.
3. Voy. Traitement du choléra, in-12, 1885.

neuses de lait, recommandées ensuite par John H. Brixton, Thomas, Hodder et Hunter, Moldon ; mais bientôt Wulfsberg (de Göttingen), Laborde [1], en France, en montrèrent les dangers ; injectées dans les veines, de grandes quantités de lait produisent la mort par embolies pulmonaires ; en injections sous-cutanées, le sérum seul se résorbe, et très lentement.

Un procédé beaucoup plus simple, la *transfusion d'eau salée*, permet d'obtenir des résultats excellents, égaux ou supérieurs à ceux de la transfusion sanguine, à moins de frais et avec moins de dangers : la physiologie expérimentale, dont le rôle a été grand à toutes les phases de cette importante question, vint mettre ce fait en pleine lumière. Jolyet et Laffont [2], en 1878, montrèrent que, par ces injections d'eau salée, on ranimait les animaux exsangues ; les travaux se multiplièrent dans cette voie : ceux de Kronecker et Zander (1879) [3], les intéressantes recherches de Schwarz [4], les belles études de M. Hayem (1882-1890), d'autres mémoires de Maydl [5], de Schramm [6], de von Ott [7], d'Otto Leichtenstern [8], de Dawbarn [9], élucidèrent presque tous les points du problème expérimental. Le 8 octobre 1881, Bischoff (de Bâle) avait fait, avec succès, une injection de 1250 cc. d'eau salée dans l'artère radiale d'une accouchée qui se mourait d'hémorragie. Son exemple était suivi par Küstner, Kocher, Kümmell, Schwarz, Jennings, Coates, Szuman, Heyder, Hacker ; Roux (de Lausanne) [10], en 1884, ajoutait à ces premiers faits douze observations nouvelles. On fit d'abord l'injection intra-artérielle, puis l'injection intra-veineuse, et la voie sous-cutanée, que Kartz avait déjà utilisée pour la transfusion sanguine, Luton (de Reims) et Wood pour les injections médicamenteuses, fut à son tour largement employée : une place importante doit être faite ici aux travaux de Chéron.

Aujourd'hui l'injection sous-cutanée ou intra-veineuse d'eau salée, dans les hémorragies, dans le choc traumatique ou opératoire, est devenue d'un emploi courant et journalier : on n'en compte plus les succès.

Ce premier point acquis, il semblait tout naturel de reprendre, avec le « sérum artificiel », les essais de transfusion appliquée aux *intoxications* et aux *infections*. Ce furent les belles expériences de Dastre et Loye, sur le lavage du sang, qui marquèrent le point de départ de cette nouvelle série de recherches ; ils avaient démontré, comme nous le verrons, que l'organisme est susceptible de se laisser traverser, sans dommage, par des quan-

---

1. *Gazette médicale de Paris*, 1879. Voy. pour l'historique et l'exposé de la question expérimentale, *Culcer*, Essai expérimental sur les injections intra-veineuses de lait. Thèse doct., 1879.

2. Soc. de biologie, 9 nov. 1878.

3. *Berliner Klin. Woch.*, 29 déc. 1879, p. 768. — Second travail de Kronecker, in *Correspondenz. Blatt für Schweizer Aerzte*, 1886.

4. Schwarz, *Inaug. Diss. Halle*, 1881.

5. Maydl, *Wiener medic. Jahrbücher*, 1884, p. 61-168.

6. Schramm, *Ibid.*, 1886, p. 489-530.

7. Von Ott, *Virchow's Archiv*, Bd 93, I.

8. Otto Leichtenstern, Ueber intra-venöse Kochsalzinfusion bei Verblutungen. Samml. Klin. Vorträge (Volkmann), *Innere medicin*, n° 10, mai 1891.

9. Dawbarn, Consideration upon medical hemorrhage surgically treated ; with a successful case, by a new technique of saline infusion for severe hemorrhage. *New-York med. Record*, 2 janvier 1892.

10. Roux, Sur l'injection intra-vasculaire d'eau salée remplaçant la transfusion. *Revue méd. de la Suisse romande*, 1884, p. 222.

tités vraiment inattendues du liquide salé, qui n'altère pas les globules. Ce lavage pouvait-il devenir *éliminateur des poisons et des toxines* : le fait semblait possible, et pourtant la réponse expérimentale fut négative. Aussi les applications à la pathologie humaine furent-elles d'abord très restreintes.

Ce fut Sahli (de Berne)[1], qui, en 1890, fit le premier essai du lavage du sang chez l'homme : il l'expérimenta dans l'urémie et dans les états typhoïdes graves. Il fut peu suivi. Pourtant, dans ces dernières années, les heureux résultats obtenus dans le collapsus traumatique avaient amené un certain nombre de chirurgiens à recourir à cette méthode bienfaisante dans certaines infections, et, lorsque M. Pozzi, en décembre 1895, rapporta à la Société de Chirurgie une observation de M. Berlin (de Nice), toute une série de faits analogues surgirent de divers côtés : je rappelle seulement ici les observations de MM. Monod, Peyrot, Michaux, Jayle, Delbet, Duret et Fourmeaux, Tuffier et les nôtres : j'aurai à les commenter plus loin [2].

Depuis dix-huit mois les cas se sont multipliés, et l'on a repris, en même temps, le problème expérimental : encore une fois, je ne fais que citer, pour le moment, les recherches expérimentales de MM. Chassevant, Delbet, Roger, Bosc et Vedel; et les faits contenus dans la revue de M. Claisse, dans celle, toute récente, de MM. Delamare et Descazals, et dans les thèses de MM. Fourmeaux, Mourette, Delgrange, Simon, Lochelongue (Paris, 1896), Auzias (Montpellier, 1896), de la Combe, Vigour, Amillet (Paris, 1897).

Nous verrons que tous les côtés de la question sont loin d'être élucidés. En fait, il y eut quelque enthousiasme dans la relation des premières guérisons, qui, le plus souvent, étaient inespérées, et cette lutte suprême contre la mort est trop passionnante, en vérité, pour qu'il en fût autrement. Mais ce fut pour cela, peut-être, et à titre de réaction, que les conclusions du rapport de M. Pozzi à l'Académie de médecine [3] furent accueillies avec beaucoup de réserves. Sages réserves, mais qui, certes, iraient contre leur but, si elles devaient jeter la méfiance et le discrédit sur une méthode, simple, applicable partout, inoffensive, sous la réserve de précautions aisées à prendre, et qui jusqu'ici s'est toujours montrée un adjuvant utile, quelquefois un agent inespéré de salut.

Pour nous, après l'avoir longuement étudiée, nous ne méconnaissons ni les bornes de son efficacité, ni les obscurités de son mode d'action, mais nous restons convaincu qu'elle vaut la peine d'être recommandée à tous les praticiens, et qu'on est certain, en la vulgarisant, de sauver un bon nombre de vies humaines.

Nous étudierons successivement : 1° *le liquide d'injection*; 2° *la technique*; 3° *les résultats expérimentaux*; 4° *l'histoire clinique*; 5° *les accidents et les contre-indications* du lavage du sang.

---

1. Sahli (de Berne), Über Auswaschung der menschlichen Organismus und über die Bedeutung der Wasserzufuhr in Krankheiten. — Samml. Klin. Vortr. (Volkmann), *Innere medicin*, n° 5, nov. 1890.

2. Les indications bibliographiques seront données plus loin, au cours des différents chapitres.

3. Pozzi, Des injections massives de sérum artificiel dans les septicémies opératoires et puerpérales, Académie de méd., 30 juin 1896.

I

LE LIQUIDE D'INJECTION

Chauveau et Charrin[1] ont critiqué avec raison le terme de *sérum artificiel*, qu'il est un peu tard peut-être pour faire disparaître du langage courant : il prête à une double erreur : il semble désigner un liquide de composition fixe et identique au sérum sanguin, et, d'autre part, il rappelle trop les sérums antitoxiques.

Or, le sérum humain est d'utilisation impossible, en pratique[2] ; le sérum animal est toxique, et, de plus, quelles que soient les formules, on ne crée pas artificiellement un liquide *vivant* comme le sérum vrai.

En réalité, les différents liquides décorés du nom de sérum artificiel ne sont que des solutions d'un ou de plusieurs des sels contenus dans le sang, et l'expérience prouve que la complexité de certaines formules n'est rien moins qu'utile.

Un liquide destiné à servir aux injections intra-veineuses ou sous-cutanées doit remplir les conditions suivantes : il doit être *aseptique* — d'une *limpidité parfaite* — d'une *composition* et d'une *température* telles qu'il *n'altère pas les éléments figurés du sang*, et qu'il ne présente par lui-même *aucune propriété nocive*.

Asepsie. — On peut obtenir la stérilisation de l'eau par la chaleur sous pression, à l'autoclave[3]. Le plus souvent, on se servira d'eau filtrée et bouillie, ou simplement bouillie, et la pratique montre qu'elle suffit parfaitement.

C'est à l'ébullition qu'il faudra toujours recourir, même si l'on dispose d'eau filtrée[4]. Or, il arrivera souvent, dans les interventions d'urgence, que l'on n'ait sous la main que de l'eau ordinaire. Soumise à une ébullition d'une demi-heure, elle est utilisable sans danger.

Du reste, comme l'ont montré les expériences de Tavel[5], l'eau salée est de stérilisation plus rapide par l'ébullition : d'après lui, la solution à 6 ou 7 p. 100, quand elle a bouilli un quart d'heure, ne contient plus aucun microbe. Bien que le « sérum artificiel » renferme une proportion notablement moindre de sel, le fait général n'en persiste pas moins, et l'importance en est grande, puisque souvent l'opérateur devra se contenter d'une ébullition écourtée.

Lors d'extrême urgence, on pourrait même passer outre et utiliser l'eau

1. Soc. de Biologie, 9 mai 1896.
2. En 1832, un Russe, Inozemtsew, injecta avec succès, chez une cholérique, 180 gr. de sérum humain, à la température de 32°.
3. A 115°, pendant 10 minutes ; si le séjour à l'autoclave est plus long ou la température plus haute, il peut se former, avec le verre du ballon, des sels d'alumine toxiques.
4. D'après les expériences de Leffring, à l'hôpital Bichat, l'eau filtrée à l'appareil Chamberland ne devient définitivement stérile qu'après une ébullition d'une heure.
5. Tavel, La stérilisation à l'eau salée et son emploi en chirurgie, *Annales de micrographie*, déc. 1890, p. 545.

ordinaire : Lorain en avait injecté 400 grammes dans les veines de son cholérique, Coates [1] l'injecta dans les artères, et son malade guérit ; Roux, dans un cas très pressant, la nuit, ne trouvant, à sa disposition que de l'eau chaude à 40°, en fit pénétrer 600 grammes dans l'artère humérale de son blessé, qui guérit sans accident. Ces témérités ne sont de mise que dans les cas de nécessité absolue ; si l'injection se fait sous la peau, le danger est beaucoup moindre, et, comme le dit Faney [2], il vaut mieux courir les risques d'une suppuration localisée, que de laisser passer le moment d'une intervention salutaire.

En résumé, il serait utile que, au moins dans certains milieux, où les grands traumatismes sont fréquents, le praticien eût toujours à sa disposition un ou deux ballons d'eau salée stérilisée ; bien bouchés avec un tampon d'ouate stérile et un capuchon de caoutchouc, ils se conservent indéfiniment. Mais, dans les situations urgentes, l'ébullition lui permettra d'obtenir vite un liquide parfaitement utilisable.

Limpidité. — Il est indispensable que la solution soit d'une complète limpidité ; si l'on manque d'eau filtrée, on pourra très utilement filtrer sur une couche d'ouate l'eau ordinaire, avant de la faire bouillir. — Nous verrons plus loin quelles précautions il convient de prendre, pour prévenir l'introduction des bulles d'air, dans les injections intra-veineuses, et nous dirons, à ce propos, que sur ce point encore on aurait tort d'exagérer le danger.

Composition. — Sous la réserve de la stérilisation, l'eau pure est utilisable, à la rigueur, et ne paraît pas nocive pour les éléments figurés du sang. Bosc et Vedel ont récemment montré qu'elle n'était pas toxique, aux doses modérées (80 centimètres cubes par kilo chez le lapin, 120 centimètres chez le chien), elle provoque la diurèse et ne détermine pas d'hématurie. Elle ne crée d'accidents qu'aux doses de 100 centimètres cubes par kilo, chez le lapin, de 170, chez le chien.

Il en serait tout autrement, d'après les mêmes auteurs, de l'*eau distillée ;* elle détruit les globules rouges ; aux doses massives de 170 centimètres cubes par kilo chez le chien, de 100 centimètres cubes chez le lapin, elle entraîne rapidement la mort, les urines sont rares, hématiques ; même aux doses restreintes de 25, 20 centimètres cubes par kilo, elle provoque souvent de graves accidents toxiques (hématuries, troubles respiratoires très marqués).

Pourtant, dans des expériences qui datent de 1882, M. Hayem avait montré « qu'on peut, chez le chien, injecter en une séance une quantité d'eau distillée s'élevant du vingtième au douzième du poids du corps de l'animal, sans provoquer d'autres désordres qu'une légère hémoglobinurie passagère, avec ou sans hématurie. Ces derniers accidents sont évités avec des doses moins fortes. On peut doubler la masse totale du sang avec de l'eau distillée sans produire autre chose que des troubles passagers, et la moitié de cette masse sans susciter d'autre phénomène pathologique notable que des variations de température. Pour produire la mort, il faut injecter en une heure une quantité d'eau distillée s'élevant à deux fois et demie la masse totale du sang ».

1. The Lancet, 30 déc. 1882.
2. Faney, Du traitement des hémorragies par le sérum salé. Th. doct., 1896, n° 364.

Du reste, Maurel[1] conclut d'une série d'expériences récentes que les éléments figurés du sang humain résistent mieux à l'eau distillée que ceux du lapin, et l'on resterait, d'après lui, dans les limites d'une sage prudence, en injectant à l'homme, par la voie intra-veineuse, 5 cent. cubes, par la voie hypodermique, de 15 à 25 cent. cubes par kilo, et, avec ces doses réduites, on obtiendrait encore la diurèse. L'eau distillée agirait, en effet, sur la diurèse beaucoup plus activement que les solutions salines.

Pratiquement il n'y a, ce semble, aucun avantage à utiliser un agent qui s'est montré toxique dans certaines limites encore indécises.

En règle, c'est donc aux *solutions salines renfermant en proportions variées un ou plusieurs des sels normaux du sang*, qu'il faudra recourir, et à la plus simple de toutes, à la *solution de sel marin*. De fait on s'est efforcé d'établir des formules, qui fussent la reproduction fidèle de la teneur saline du sang, désideratum fort difficile à remplir, puisque nous ne sommes pas fixés sur la composition chimique exacte du sang vivant.

Quoi qu'il en soit, il y a deux types de « sérums artificiels » : les sérums *concentrés*; les sérums *simples*.

Parmi les premiers, nous nous contenterons de fournir la formule, bien connue, de Chéron :

Acide phénique neigeux	1 gr.
Chlorure de sodium	2 —
Sulfate de soude	8 —
Phosphate de soude	4 —
Eau distillée	100 —

On n'en injecte, par la voie hypodermique, que de petites quantités : 5 à 10 grammes. Nous rappellerons encore la composition du « sérum » dont Sapelier[2] s'est servi, avec succès, dans le typhus exanthématique :

Chlorure de sodium	60 gr.	
Chlorure de potassium	5	
Carbonate de soude	31	
Phosphate de soude	4	50
Sulfate de potasse	4	50
Eau distillée bouillie	900	

Il en injectait, dans les veines, de 300 à 600 grammes.

Il est inutile de reproduire d'autres formules; aussi bien ne se sert-on plus guère aujourd'hui que des sérums simples, qui suffisent à toutes les indications, et, d'une façon presque exclusive, de la *solution de Hayem* ou de l'*eau salée*.

Le « sérum de Hayem » se compose de :

Chlorure de sodium	5 gr.
Sulfate de soude	10 —
Eau stérilisée	1 lit.

M. Hayem[3] rappelait tout récemment qu'il n'ajouta le sulfate de soude

---

1. Maurel, Action de l'eau distillée sur le sang humain. C. R. Soc. de biologie, 1896, p. 967.
2. Sapelier, Les injections de sérum artificiel dans le typhus exanthématique. Revue internat. de méd. et de chir., 1896. (Voy. plus loin, p. 38.)
3. Hayem. Des injections salines intra-veineuses. *Presse médicale*, n° 110, 9 déc. 1896.

à sa formule que pour produire, chez les cholériques, un effet complémentaire, pour exercer une action constipante, les expériences de Rabuteau ayant démontré que ce sel, injecté dans les veines, jouissait d'une telle propriété. En dehors du choléra, sa présence dans la solution ne répond donc pas à une indication spéciale; mais il paraît absolument inoffensif, même lors d'injections massives, et les craintes formulées par Mayet[1], à son endroit, ne semblent guère fondées; pour nous, toutes nos transfusions ont été faites avec le liquide de Hayem, et les doses considérables auxquelles nous avons parfois eu recours suffiraient à en démontrer l'innocuité.

En réalité le liquide d'injection le plus simple, le plus pratique, c'est la *solution de chlorure de sodium, de sel de cuisine, à la dose de 8 à 10 grammes par litre*. M. Malassez[2] a montré que la solution salée dite physiologique, à 7,50 p. 1000 déformait les globules rouges, dont le diamètre diminue et l'épaisseur augmente[3]. Dans les solutions beaucoup plus concentrées, dépassant 50 p. 1000, il se produit des modifications inverses, les globules s'aplatissent, et beaucoup se plissent irrégulièrement. La solution à 10 p. 1000 conserve beaucoup mieux les dimensions et la forme des globules. De son côté, M. Hayem a fait remarquer que, dans ces expériences faites *in vitro*, une petite quantité de sang était mélangée à une grande quantité de liquide, et l'inverse a lieu, en général, dans les lavages du sang pratiqués chez l'homme; et de leurs expériences, MM. Bosc et Vedel ont conclu qu'on pouvait se servir indifféremment de solutions au titre de 5 à 10 p. 1000.

Concluons qu'en pratique, il faudra huit à dix grammes de sel par litre, et qu'il vaudra mieux dépasser la dose que de rester en-dessous. Faney donne un procédé pratique de doser la quantité de sel, dans les cas d'urgence : « Une cuillère à café, remplie exactement de sel finement pulvérisé et fortement tassé et comprimé, en contient exactement 7 grammes; si on verse simplement le sel dans la cuillère, sans le tasser ni le comprimer, deux cuillères à café, exactement remplies, en contiendront 9 grammes. »

Température. — Elle doit être très voisine ou même un peu supérieure à celle du sang, 38 à 40°. En règle générale, les solutions relativement froides agissent mal et peut-être sont-elles nocives, au moins en injections intra-veineuses; il ne faut pas craindre de se servir d'un sérum très chaud à 40 ou 42°, surtout dans les cas menaçants à bref délai : il semble que cette température même ne soit pas sans influence sur le cœur et les centres nerveux. Nous n'irions pas toutefois jusqu'à recommander, avec Dawbarn, les injections à 49°; s'il est vrai que la globuline ne se coagule qu'à 70° et l'albumine du sérum à 72°, il faut aussi et avant tout tenir compte de l'altérabilité des globules.

---

1. Mayet, Des injections intra-veineuses employées dans un but thérapeutique et de leurs indications. Lyon médical, 1891, p. 37, 77, 118, 184.

2. Malassez, Sur les solutions salées dites physiologiques, C. R. Soc. de biologie, 1896, p. 504.

3. Delbet et Vaquez ont fait les mêmes constatations, Soc. de biologie, 1896, p. 587. D'après M. Dastre, elle agirait aussi sur les globules blancs. (*Ibid.*, 17 mai 1896.)

II

LA TECHNIQUE

Le lavage du sang est essentiellement une *méthode d'urgence* : aussi doit-on s'efforcer d'en simplifier la technique.

On a utilisé des voies diverses, et nous aurons à parler des injections : 1° *sous-cutanées* ; 2° *intra-veineuses* ; 3° *intra-artérielles* ; 4° *intra-péritonéales* ; 5° *rectales*. Les injections intra-veineuses et sous-cutanées répondent à la presque généralité des indications : la seconde surtout doit être tenue pour le procédé pratique et journalier.

Les appareils. — A notre sens, le plus simple, le plus facile à improviser est le meilleur. Aussi n'insisterons-nous pas sur certains appareils ingénieux, mais d'usage fatalement restreint, qui ont été imaginés dans ces derniers temps.

Du reste, tous les appareils d'injection peuvent se classer en trois groupes : 1° les *seringues* ; 2° les *appareils à pompe* ; 3° les appareils dans lesquels l'écoulement du liquide est réalisé *par son propre poids*, aidé ou non d'un mécanisme de siphon.

Les divers modèles de *seringues hypodermiques* peuvent être utilisés, sous la réserve qu'ils soient *aisément stérilisables*, et d'une *certaine capacité* ; de fait, la quantité de liquide à transfuser devant toujours être abondante, la besogne devient presque impraticable avec une seringue de faible contenance.

Nous employons souvent une seringue de Roux, d'une capacité de 50 centimètres cubes ; en ayant soin de laisser l'aiguille en place, on recharge l'instrument autant de fois qu'il est nécessaire, et l'on injecte aisément jusqu'à 350 ou 400 centimètres cubes de liquide [1]. Ajoutons qu'il est utile d'avoir une aiguille assez grosse et longue : autrement, la force à déployer pour faire pénétrer le liquide devient bientôt un obstacle. Bien entendu, la seringue sera bouillie et l'aiguille flambée, je reviendrai bientôt sur ces précautions. Ces instruments, qui peuvent servir aux injections sous-cutanées, sont insuffisants, en général, pour la transfusion intra-veineuse.

Le plus répandu des *appareils à pompe*, c'est encore l'appareil Potain, il est excellent. Varnier a constaté qu'en se servant de l'aiguille n° 2, on peut faire pénétrer 100 grammes de liquide en deux minutes, avec trois coups de piston. D'autres appareils, tels que celui de Burlureaux, de Dumouthiers, etc., permettent d'obtenir un courant sensiblement uniforme : ce qui n'a pas, il faut bien le dire, une grande importance en pareil cas.

Les trois appareils que voici sont les plus simples de tous : ils remplissent absolument tous les desiderata.

Un bock laveur émaillé, ou mieux [2] en verre, un tube de caoutchouc

---

1. M. Olivier a fait construire une *seringue à écrou brisé*, entièrement métallique, d'une contenance de 200 gr., et dont le maniement est très facile. (Voy. Ad. Olivier, De l'emploi des injections de sérum artificiel au cours et à la suite des hémorragies *post partum* (Soc. obstétr. et gyn. de Paris, déc. 1896, et Amillet, th. doct. 1897, n° 312).

2. Le récipient en verre permet de mieux s'assurer de la limpidité du liquide.

rouge de 1 mètre 1/2 de long, une aiguille Potain n° 2, et une canule en verre, pour les injections intra-veineuses, représentent le minimum d'instrumentation. C'est tout ce qu'il faut. Toutes les injections intra-veineuses que nous avons faites ou fait faire, depuis plusieurs années l'ont été avec ce simple appareil.

Avec un bouchon, deux tubes de verre, le tube de caoutchouc et la canule, on pourra aussi, en se servant d'une bouteille quelconque, réaliser extemporanément un système d'écoulement qui donnera pleine satisfaction.

Dans le premier cas (fig. 1), l'un des tubes, court, reste à la surface du liquide, et permet la rentrée de l'air; l'autre tube, long, plonge jusqu'au fond de la bouteille et se continue extérieurement avec le tube de caoutchouc. Une boulette de ouate, stérilisée à la lampe, ferme le tube à air. Le siphon amorcé[1], l'écoulement a lieu sous une pression qui varie avec la hauteur du récipient.

Les figures 2 et 3 indiquent un autre mode de faire. Le tube à air plonge jusqu'au fond de la bouteille, le tube d'écoulement plonge seulement dans le liquide; la bouteille est renversée et il est aisé de se rendre compte que l'on peut encore faire varier à volonté la vitesse de l'écoulement.

Le point capital, c'est d'obtenir préalablement la stérilisation de ces appareils, et, en somme, elle est réalisable partout. On fait bouillir le flacon, le tube en caoutchouc et la canule de verre, pendant un quart d'heure au moins, dans l'eau salée à 6 p. 100 ou dans l'eau additionnée de carbonate de soude à 10 p. 100 : l'aiguille Potain sera flambée à l'alcool.

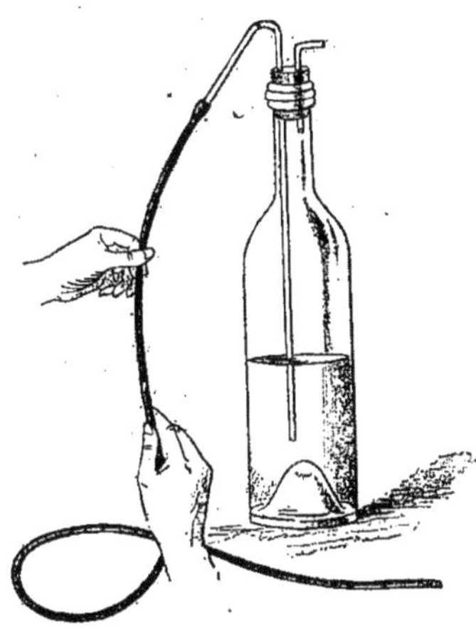

Fig. 1. — Siphon : l'amorçage[2].

On trouve dans le commerce, tout prêt, tout stérilisé, l'appareillage nécessaire aux injections de sérum[3] : c'est fort bien; dans un service hospitalier, il est indispensable de tenir toujours prêts l'injecteur de sérum, la canule, et les ballons remplis du liquide stérilisé. Mais la situation est tout autre dans la pratique isolée, dans celle des campagnes, en particulier, et c'est pour cela que la technique simplifiée — qui ne le cède en rien, l'expérience l'a montré, aux instrumentations plus complexes — est d'une importance capitale.

L'injection. — Nous avons déjà dit que la *transfusion sous-cutanée*, l'*hypodermoclyse*, devait être tenue pour le procédé usuel.

1. Cet amorçage est très facile, on l'effectue, soit en refoulant progressivement l'air du tube de caoutchouc, de son extrémité libre jusqu'à la bouteille; soit en affaissant le tube, entre les doigts, dans l'autre sens; soit en soufflant dans le tube à air.

2. Le siphon d'Olivier est, en somme, le même appareil : une poire en caoutchouc, adaptée au tube à air, permet de l'amorcer.

3. Signalons encore ici les ampoules de Chevrelin, et le dispositif ingénieux, qui fait passer le tube dans une double boîte remplie d'acétate de soude *en voie de cristallisation*, et maintient ainsi le liquide à une température constante de 36° (Quénu, Soc. de chir., 17 mars 1897).

On fera l'injection (voy. fig. 4) dans les régions largement pourvues de tissu cellulaire lâche : au pourtour du grand trochanter, à la fesse, à la face antéro-externe de la cuisse, sous la paroi abdominale, dans l'aisselle. La cuisse et la fesse sont des lieux d'élection : il n'y a rien à craindre, l'injection est peu douloureuse, le liquide se résorbe vite. A la paroi abdominale, il arrive, chez quelques sujets, les femmes surtout, que l'injection provoque d'assez vives douleurs, qui persistent plusieurs jours. Enfin l'aisselle est bien faite pour encaisser et résorber d'abondantes quantités de liquide : en écartant le bras du corps et en introduisant l'aiguille obliquement en dedans, il n'y a aucune espèce de danger vasculaire : c'est dans la région axillaire que Duret et Fourmeaux ont pratiqué la plupart de leurs injections [1].

La région sera préalablement lavée et brossée à l'eau tiède et au savon, puis lavée à l'éther et à l'alcool, et avec un liquide antiseptique (liqueur de Van Swieten, solution phéniquée faible), le savon et l'alcool suffisent.

On aura soin d'introduire l'aiguille obliquement et d'une longueur de 3 ou 4 centimètres (environ, sous la peau; l'injection intra-musculaire se résorbe peut-être mieux, mais elle nous a toujours paru plus douloureuse.

Ceci fait, il suffit d'élever le récipient à une hauteur variable : un mètre et demi suffit, en général. Varnier a montré qu'en élevant le réservoir à deux mètres, une injection de 250 gr., prati-

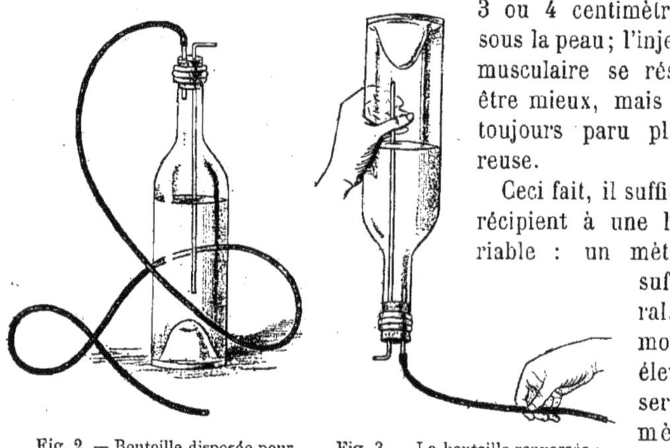

Fig. 2. — Bouteille disposée pour l'injection.

Fig. 3. — La bouteille renversée : fonctionnement.

quée avec le petit trocart de trousse, met dix minutes à pénétrer [2].

Ajoutons encore qu'il nous a paru, le plus souvent, difficile d'injecter *au*

---

1. Duret. Semaine gynécologique, 28 avril et 5 mai 1896. — Fourmeaux, Des injections sous-cutanées massives de solutions salines. Th. doct., 1896, n° 82.

2. Faney a donné quelques indications intéressantes sur le retard que la résistance du tissu cellulaire apporte à l'écoulement du liquide : le réservoir étant placé à un mètre, il a calculé la vitesse d'écoulement de 100 centimètres cubes : 1° à l'air libre; 2° dans le tissu cellulaire. Voici les résultats :

	Vitesse d'écoulement à l'air libre.	Vitesse de pénétration dans le tissu cellulaire.
Aiguille n° 1	70″	85″
Aiguille n° 2	29″	40″
Aiguille n° 3	20″	30″

Ce qui était facile à prévoir, à mesure que la quantité de liquide injecté s'accroit, la vitesse de pénétration diminue; pour une boule d'œdème de 300 centimètres cubes, le premier tiers pénètre en 30″, le second en 40″, le troisième en 80″. Naturellement cette vitesse de pénétration varie aussi suivant les régions, l'état d'adiposité du sujet. Chez les individus amaigris, elle est en général très rapide.

même point plus de 250 à 300 grammes de liquide : à partir de ce moment, l'injection devient réellement pénible pour le patient. Il est donc préférable de ne pas dépasser ce chiffre, et, s'il y a lieu, de faire une autre piqûre plus loin : dans un cas d'urgence, on pourrait faire plusieurs piqûres simultanées.

Les boules d'œdème ainsi produites se résorbent d'ordinaire assez vite : il est, du reste, fort utile d'y aider par un léger massage. Au bout d'une demi-heure, d'après Pinard et Wallich, elles seraient entièrement résorbées — souvent elles le sont beaucoup plus vite. Il y a, du reste, à ce point de vue, d'assez notables différences, tenant à l'état du malade ; Feichenfeld [1] a bien montré que l'absorption était d'autant plus rapide que la pression artérielle était plus basse, mais il est des cas d'hypotension, où le trouble apporté au mécanisme vital est si profond, que le liquide ne se résorbe pas. *C'est là une indication pressante de l'injection intra-veineuse.*

Quand l'aiguille est retirée, il suffit de fermer la petite piqûre avec un peu de collodion iodoformé, ou plus simplement d'y appliquer un peu de ouate et une bande.

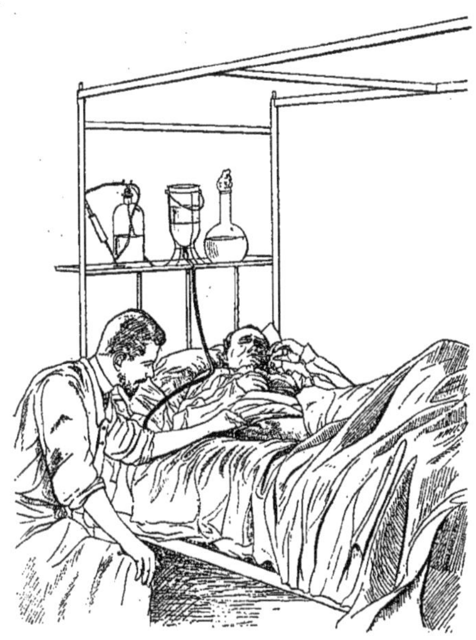
Fig. 4. — Injection sous-cutanée.

INJECTION INTRA-VEINEUSE. — On le voit, rien n'est plus facile que la transfusion sous-cutanée, je pense cependant qu'il est pour le moins inutile de grossir les difficultés de l'*injection intra-veineuse*, et de chercher à en faire, comme l'ont tenté quelques auteurs, une sorte d'épouvantail pour les praticiens. Un médecin doit savoir faire, et faire bien, l'injection intra-veineuse, moins complexe, en réalité, que plusieurs autres interventions d'urgence qu'il est d'intérêt public de *démocratiser*, comme disait Verneuil.

On peut faire l'injection d'eau salée dans toutes les veines superficielles des membres ; le plus souvent, on choisit les veines du pli du coude (voy. fig. 5), médiane céphalique, médiane basilique, ou encore la saphène interne, à la face interne du tibia, ou la saphène externe, au mollet.

Les mains de l'opérateur et la région seront soigneusement lavées ; le brossage au savon et à l'eau tiède, et le lavage à l'alcool suffisent dans les cas urgents.

Si les veines sont gonflées et très saillantes, on peut se passer de faire

1. Feichenfeld, *Bull. Acad. de médecine* de Bruxelles, 1887.

une incision, on procède par *ponction*. Le doigt étant appuyé au-dessus du point choisi sur le cordon veineux et servant à le fixer, l'aiguille Potain est introduite obliquement de bas en haut, jusque dans la veine ; on a eu soin préalablement de bien purger l'appareil d'air. Quand l'injection est terminée, l'aiguille est retirée, et la région soumise à une compression modérée.

Le plus souvent les veines sont peu apparentes, et il faut les découvrir au bistouri : une compression circulaire, exercée au-dessus du coude, aide à les retrouver.

C'est la médiane céphalique que l'on choisit de préférence, mais la médiane basilique est d'ordinaire plus grosse, quelquefois seule visible, et il n'y a aucun inconvénient à s'adresser à elle, puisque l'on procède régulièrement, à ciel ouvert, et non à l'aveugle, comme dans certaines saignées. Pour ma part, j'ai découvert plus souvent la médiane basilique que la céphalique.

Si la veine est bien apparente, l'incision lui sera parallèle ; dans le cas contraire, il est mieux de faire une incision verticale, à un doigt en dedans ou en dehors du tendon du biceps : on *croise*, de la sorte, le segment veineux, qu'on est certain de découvrir. C'est surtout chez les femmes grasses que ce premier temps offre parfois quelques difficul-

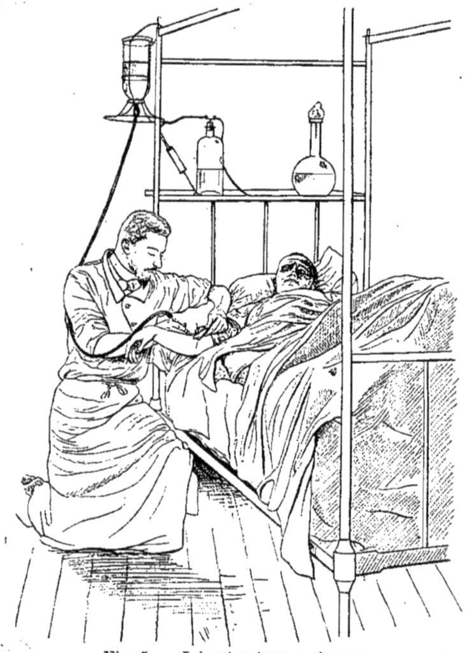

Fig. 5. — Injection intra-veineuse.

tés : en procédant comme je viens de le dire, on trouvera toujours la veine, mais en la cherchant au contact de l'aponévrose, et non dans la graisse.

Il est inutile, et peut-être nuisible, de découvrir un segment veineux de plus de 1 cent. à 1 cent. 1/2. On passe sous la veine un fil double, et on lie le bout inférieur : le second fil reste sous le bout supérieur, libre ou retenu par une simple boucle d'attente (voir fig. 6).

Avec la pointe du bistouri ou des ciseaux, on ouvre le vaisseau en long, sur 4 à 6 millimètres, et l'opérateur, tenant avec une pince l'une des lèvres de l'ouverture, introduit la canule (voir fig. 7) [1]. En général, on n'aura pas besoin de lier la veine sur la canule : si celle-ci est suffisamment enfoncée (de 1 1/2 à 2 centimètres) et si l'incision veineuse est assez petite, elle l'obturera elle-même, et la manœuvre en sera simplifiée.

1. Cette canule, qui se termine par un léger renflement obliquement coupé, est excellente. Pourtant une canule ordinaire en verre, effilée à la lampe, suffit parfaitement.

Quand le liquide passe bien, on le voit descendre dans le récipient, et l'on sent au doigt un petit frémissement de la veine qui né trompe pas : si rien ne passe tout d'abord, il suffit le plus souvent de retirer un peu la canule, ou de l'incliner autrement, et de la diriger dans l'axe du bout supérieur du vaisseau, pour que l'écoulement devienne régulier.

On règle la vitesse de pénétration par la hauteur à laquelle le récipient est tenu : en général, il suffira de l'élever à 75 centimètres ou 1 mètre; si l'on dispose d'un aide intelligent, il peut, en élevant ou en abaissant le

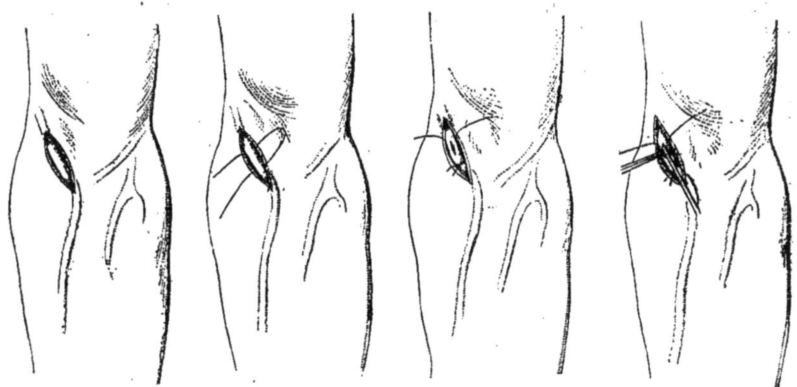

Fig. 6. — Les divers temps de l'injection intra-veineuse.
a. Découverte de la veine. — b. Passage du double fil. — c. Ligature du bout inférieur, ouverture de la veine. — d. Introduction de la canule.

flacon, faire varier l'écoulement, suivant les désirs de l'opérateur ; autrement, le récipient est posé sur la tablette du lit, sur un meuble, ou pendu au mur.

C'est au début surtout que le liquide doit pénétrer lentement : son irruption produit une sorte de choc dans la circulation, sur le cœur, peut-être sur les centres nerveux, et, même avec une vitesse modérée, les malades, qui ont leur connaissance, témoignent d'un

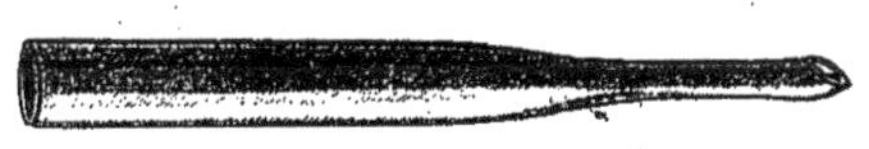

Fig. 7. — Canule d'Olivier pour les injections intra-veineuses.

certain malaise, d'une angoisse précordiale, qui se reproduit à la fin de l'injection, si elle a été abondante.

Nous indiquerons plus loin la quantité à employer. L'injection finie, on retire la canule, et on lie le bout supérieur de la veine avec le fil préalablement posé au-dessous d'elle; si l'on y met quelque prestesse, on peut exécuter tout seul ce dernier temps, et ne perdre que quelques grammes de liquide. La petite plaie est ensuite lavée à l'alcool, avec un liquide antiseptique, ou simplement avec l'eau salée; elle est réunie par un ou deux points de suture et recouverte d'une petite lamelle de gaze collodionnée et de ouate.

Faut-il refaire, au bout de quelques heures, une nouvelle injection : on pourra rouvrir la petite plaie, l'agrandir un peu, et découvrir le segment supérieur de la veine, que l'on incise. Il arrive parfois qu'on y trouve un caillot; et, s'il se prolonge loin, c'est toujours de vilain augure : on répétera alors la petite incision notablement plus haut.

En résumé, il n'y a rien là de compliqué. Quant à la pénétration de l'air, elle est aisée à éviter, avec quelques précautions, et, du reste, l'introduction de quelques bulles n'a aucune importance : les physiologistes le savent depuis longtemps [1].

Sous le nom de *saignée-transfusion*, M. Henri Barré [2] a décrit la méthode suivante : « Les instruments nécessaires se composent essentiellement de deux tubes de caoutchouc terminés à une de leurs extrémités par une aiguille d'un diamètre un peu supérieur à celui de la seringue de Pravaz. Le plus long de ces tubes (1 m. 50) amène dans une des veines du bras le sérum artificiel d'un vase gradué placé à un niveau plus ou moins élevé, suivant que l'on veut ou non accélérer l'entrée de ce liquide dans le système veineux. L'autre tube (1 mètre), dont l'aiguille est enfermée dans une des veines de l'autre bras, est en communication avec un vase gradué, comme le premier, où le vide a été fait préalablement. C'est celui-ci qui sert à l'extraction du sang.

« On règle l'écoulement en sens inverse des deux liquides, de façon qu'il n'entre pas plus de sérum qu'il ne sort de sang, afin que, le système circulatoire étant toujours également rempli, la pression artérielle ne soit pas diminuée, comme elle l'est à la suite des saignées ordinaires. La quantité de sérum introduit et par conséquent de sang dilué retiré peut varier de 500 grammes à 1 litre (pour un adulte), suivant le degré d'intoxication. »

Ce procédé de *désintoxication du sang* n'est pas de réalisation pratique très facile; on l'a modifié, en faisant d'abord une saignée, immédiatement suivie d'une injection intra-veineuse de solution saline; nous verrons cette pratique utilisée dans l'urémie, le tétanos, la pneumonie, etc.

Ce n'est, du reste, qu'une application renouvelée de la vieille méthode de la *transfusion après déplétion préalable* [3].

Les autres voies d'injection ne reconnaissent que des indications tout exceptionnelles.

Injection intra-artérielle. — Les premières transfusions séreuses ont été pratiquées dans les artères. On choisissait de préférence le bout périphérique de l'artère radiale; mais il fallait une pression souvent considérable pour faire traverser au liquide les réseaux vasculaires de la main :

---

1. Il n'en est pas de même de la brusque introduction d'une notable quantité d'air. Pendant l'épidémie de choléra de 1884, nous avons été témoin d'un accident de ce genre, des plus frappants : l'injection intra-veineuse était pratiquée, chez un cholérique, avec l'appareil Potain, et quelqu'un était chargé de surveiller le récipient et de prévenir l'opérateur quand le liquide toucherait à sa fin. Il fut distrait — tout-à-coup un sifflement aigu se fit entendre et, quelque rapidité que l'on mit à retirer l'aiguille et à comprimer la veine, le résultat de l'irruption gazeuse fut foudroyant : le malade ouvrit largement la bouche, fit un grand effort d'inspiration, et retomba : il était mort.

2. H. Barré, Méthode générale de désinfection du sang dans les maladies infectieuses graves, *Revue de thérapeutique médico-chir.*, 1896, p. 323.

3. Voy., pour l'historique, Jullien, De la transfusion du sang. Thèse d'agrég., 1875, p. 164, et Oré, Études sur la transfusion du sang, 2° éd., 1876.

Roux[1], confesse qu'il eut besoin « d'efforts inouïs » pour faire pénétrer 500 grammes de liquide ; et, chez un malade de Kümmell, la pression fut telle que les vaisseaux se déchirèrent, et qu'il survint une gangrène consécutive.

On s'est adressé aussi aux grosses artères, à l'artère humérale, en particulier : si l'on se sert du bout central, il faut lutter contre la pression sanguine, injecter *à contre-cœur*, si l'on peut ainsi dire, et le sang reflue souvent dans la canule ; si l'on choisit le bout périphérique, le liquide ne pénètre dans la grande circulation qu'après avoir franchi le réseau capillaire et par l'intermédiaire des veines ; on ne saisit donc pas l'avantage de ce mode de faire qui, en dehors d'une complexité plus grande et de réels dangers, nécessite la ligature d'une artère souvent importante.

L'indication de l'injection intra-artérielle ne se présenterait que dans certaines conditions d'extrême urgence, où les veines affaissées seraient trop longues ou trop malaisées à découvrir[2].

Injections intra-péritonéales. — Quelques exemples seulement en ont été publiés, et il ne paraît pas que leurs applications pratiques doivent être plus étendues que celles de la transfusion du sang dans le péritoine. Hayem, en 1884, injecta 1200 grammes de sérum artificiel dans le péritoine d'un enfant de sept à huit ans et dans celui d'une femme ; en 1889, Bernhart[3] fit une transfusion intra-abdominale d'eau salée chez un nouveau-né après une hémorragie ombilicale ; H. Haffter[4], en 1890, injecta 600 grammes d'eau salée dans l'abdomen d'une femme profondément anémiée par une hémorragie : sa malade guérit. Quoi qu'il en soit, les dangers très réels de cette méthode ne semblent pas lui assurer un avenir brillant dans la pratique courante.

Ce n'est pas que l'immense surface d'absorption que représente le péritoine ne soit utilisable dans certaines conditions spéciales : les grands lavages d'eau salée tiède, après certaines laparotomies d'urgence, produisent des effets analogues à une grande injection intra-veineuse, et relèvent presque aussitôt la pression sanguine et le pouls[5] : nous avons maintes fois été témoin de ce fait, et c'est là encore une des indications de ces grands lavages abdomino-pelviens, que Michaux recommandait dans les septicémies péritonéales[6].

Injections rectales. — Butler[7], dans un cas fort pressant d'hémor-

---

1. Roux, *loc. cit.* Il rapporte 12 cas de transfusion séreuse intra-artérielle, avec 5 guérisons.
2. Nous ne ferons que rappeler le procédé de R. Dawbarn, qui injectait la solution saline directement dans l'artère fémorale au-dessous du ligament de Poupart, avec une seringue de Pravaz ; il poussait le liquide très lentement et n'en transfusait que 500 grammes en une demi-heure, puis il en injectait un demi-litre sous la peau.
3. Bernhardt, *Corresp. Blatt für Schw. Aerzte*, 1 nov. 1889.
4. Haffter, *Corresp. Blatt. für Schw. Aerzte*, 1890, L, p. 25. (Note à la suite de l'obs. de Waadt, citée p. 27.)
5. Voy. le travail de Pierre Delbet : Recherches expérimentales sur le lavage du péritoine. *Annales de gynécologie et d'obstétrique*, 1889.
6. Il suffit de citer les injections intra-pleurales, les expériences de Magendie, et les tentatives de Bozzolo. (Cité par Delamare et Descazals, De l'emploi des solutions salines en injections massives, *Gaz. des Hôp.*, 12 juin 1897.)
7. Butler, Saline rectal injection in severe hœmorrhage, *British med. Journal*, 1896, II, p. 846.

ragie puerpérale, fit une grande injection saline dans le rectum avec succès. Mais c'est là, évidemment, la dernière voie à choisir, car pour que le liquide fût retenu et absorbé complètement, il serait le plus souvent nécessaire de recourir à une véritable entéroclyse et le temps manque.

Pourtant, il sera parfois utile de recourir à toutes les voies d'absorption, et de combiner les méthodes, comme nous le verrons bientôt, dans cette lutte souvent acharnée, où le médecin a besoin de toutes ses armes.

III

ÉTUDE EXPÉRIMENTALE

Elle est fort importante, bien qu'elle n'ait encore donné la raison que d'une partie des phénomènes observés en clinique. La question de *physiologie expérimentale*, le lavage du sang chez l'animal sain, est faite et bien faite, depuis les beaux travaux de MM. Dastre et Loye; il en est autrement de la question de *pathologie expérimentale*, et nous aurons à signaler, au milieu des données acquises, des obscurités encore nombreuses.

I. — LE LAVAGE DU SANG CHEZ L'ANIMAL SAIN

Voici ce que nous devons retenir, en résumé, de la longue étude de MM. Dastre et Loye[1].

Chez le lapin, puis chez le chien, ils ont procédé par *injection intra-veineuse continue* : l'animal étant fixé sur la planchette d'expérience, une canule était introduite dans la veine auriculaire, chez le lapin, dans la veine saphène, chez le chien, et reliée par un tube de caoutchouc à un récipient de hauteur variable (un dispositif permettait de maintenir le liquide à une température à peu près constante) : *l'injection se poursuivait de la sorte pendant plusieurs heures.*

En effet, le danger de l'injection intra-vasculaire d'eau salée ne réside pas dans sa quantité même, dans la dose, mais surtout dans la *vitesse* de l'injection. Cette vitesse doit être relativement faible pour que l'opération reste inoffensive; elle variait de 1 cc. 18 à 3 cc. 08 par minute et par kilogramme chez le lapin, elle ne dépassait guère 0,87 chez le chien. Ceci revient à dire que, chez un chien de 8 kilogrammes, on ne devra laisser pénétrer dans la veine que 5 gr. 6 par minute, soit par heure 336 grammes d'eau salée, et une transfusion de 2410 grammes se prolongera jusqu'à sept heures dix (Mém. de 1888, exp. XXVII).

Sous la réserve de cette *vitesse tolérable*, la quantité totale de liquide injecté peut devenir considérable et atteindre *les deux tiers du poids de l'animal*. L'explication est aisée : cette masse de liquide ne séjourne pas dans l'organisme; dès qu'elle équivaut à peu près au poids du sang, l'émonctoire rénal entre en jeu, l'animal commence à uriner, et dès lors il

---

1. Dastre et Loye, Le lavage du sang, *Archives de physiologie*, 1888, p. 93. — Nouvelles recherches sur l'injection de l'eau salée dans les vaisseaux, *ibid.*, 1889, p. 253.

représente, suivant l'expression de Dastre, *un vase percé*. Grâce à ce mécanisme régulateur, l'injection intra-veineuse peut être poussée jusqu'aux limites fixées simplement par la résistance générale du sujet : de tout ce liquide, il ne conserve qu'une partie à peu près égale au poids de son sang, et de cet acquêt 25 p. 100 reste dans le sang lui-même, le reste s'épanche temporairement dans les *organes d'entrepôt*, séreuses, foie, tissus ; dès que l'expérience a pris fin, l'élimination du liquide accumulé ne tarde pas. Ainsi l'eau salée ne fait que passer à travers le sang, les tissus et les parenchymes, elle ne laisse rien, elle n'entraîne rien des éléments fixes du sang : c'est un *lavage pur et simple* ; et ce lavage reste inoffensif, sous la double condition que la vitesse de pénétration ne dépasse pas un certain taux, et que les émonctoires (reins, intestins, poumons, glandes salivaires) fonctionnent bien.

Sous ces réserves encore, l'injection intra-vasculaire n'exerce sur la pression sanguine qu'une action fort minime ; Pierre Delbet [1] a constaté que la pression n'augmente pas, si elle était normale avant l'expérience, et qu'elle revient à son terme physiologique, si elle était abaissée, mais sans le dépasser, même lorsque la quantité du liquide transfusé est très supérieure à celle du sang préalablement perdu.

Sort-on de ces limites d'innocuité physiologique, l'eau salée *s'accumule* dans le sang et provoque des accidents mortels : on trouve alors du liquide épanché dans les séreuses, et des suffusions hémorragiques dans les viscères.

Pourtant il existe des différences individuelles très marquées dans la résistance des animaux à ces transfusions meurtrières : Knoll [2] y a insisté. L'année dernière, MM. Bosc et Vedel [3] ont conclu, de cinq expérieures sur le chien, que les injections intra-veineuses massives de la solution salée à 7 p. 1000 sont dépourvues de toxicité, malgré la quantité et la vitesse de la solution injectée, dans des limites très larges : 15 à 87 cent. cubes par minute, 86 à 261 cent. cubes par kilo, alors même qu'on fait plus que tripler la masse du sang et que l'injection est pratiquée avec une vitesse considérable : un litre en dix minutes.

Ce qui ressort de l'ensemble de ces recherches, c'est la *grande tolérance de l'organisme pour l'injection de quantités considérables d'eau salée.*

Du reste, nous ne réalisons pas, chez nos malades, le lavage du sang, à la façon des expérimentateurs ; je ne sache pas qu'on ait jamais injecté, d'une façon continue, une quantité d'eau salée équivalente à la masse sanguine, ni qu'on ait jamais atteint les doses totales utilisées chez les animaux d'expérience, les 2/3 du poids du corps (plus de 42 litres, chez un homme de 65 kilogrammes). — Nous procédons, en clinique, par

1. Pierre Delbet, C. R. Soc. de biologie, 1890, p. 589 ; et thèse de Mourette, *Essai sur le lavage du sang*, Th. doct., 1896, n° 40.

2. Knoll, Bemerkungen zur Infusion blutwarmer physiologischer Kochsalzlösung in der Gefässystem, *Archiv f. experimentelles Path.*, *und Pharm.*, 1895, Bd XXXVI, p. 293. Dans ses expériences, la *dose toxique* a été parfois extraordinaire, dépassant même le poids du corps : chez un lapin de 1150 gr., elle fut de 1320 gr., autrement dit de 115 p. 100. (Voy. le tableau, p. 297.)

3. Bosc et Vedel, Recherches expérimentales sur les effets et la valeur physiologique des injections massives de la solution salée simple (NaCl à 5 et 7 p. 1000) et de la solution saline composée (chlorure de sodium et sulfate de soude à 7 p. 1000). Injections isolées et en séries. C. R. Soc. de biologie, 1896, p. 744.

injections successives, et relativement rapides [1] : il y a donc une ressemblance prochaine, et non une identité complète, entre le lavage du sang et les injections intra-veineuses pratiquées chez l'homme; les conditions sont plus différentes encore avec les injections sous-cutanées.

II. — LE LAVAGE DU SANG CHEZ L'ANIMAL MALADE

Les études de thérapeutique expérimentale ont porté : 1° sur les animaux *anémiés*; 2° sur les animaux *intoxiqués*; 3° sur les animaux *infectés*.

Animaux anémiés. M. Hayem a montré, il y a déjà longtemps, qu'il faut soustraire d'un coup, chez le chien, une quantité de sang équivalente au 1/19 du poids du corps, pour provoquer une anémie fatalement mortelle; si la saignée ne correspond qu'au vingtième du poids du corps, l'animal survit souvent. — Or, même dans la première éventualité, l'injection intra-veineuse d'eau salée, pratiquée immédiatement, empêche la mort.

Mais quel est le mécanisme de cette mort par hémorragie? Et quelle quantité de liquide faut-il injecter, pour obtenir le résultat salutaire? doit-elle reproduire exactement la quantité de sang perdu?

On ne saurait oublier, tout d'abord, qu'il existe d'assez grandes différences individuelles, et dans la masse du sang et dans la *dose mortelle* de sang perdu [2].

De plus, la mort *par hémorragie* ne répond pas à un mécanisme univoque, comme Schwarz l'a bien établi; on pourrait dire qu'il existe deux façons de mourir en pareil cas : 1° une mort *fonctionnelle*, par anémie proprement dite, la déperdition globulaire étant si abondante que la proportion conservée d'hématies ne suffit plus à l'entretien du fonctionnement respiratoire; 2° une mort *mécanique*, si l'on peut ainsi dire, et c'est de beaucoup la plus fréquente. La spoliation a été moindre, elle a laissé assez d'éléments figurés pour l'entretien de la vie, si la circulation continuait; mais les vaisseaux sont *trop vides* pour que le cours régulier du sang se poursuive : le cœur se contracte sur un contenu insuffisant, le tonus vasculaire ne trouve plus à s'exercer, et la circulation, qui procède normalement de l'action cardiaque et de la réaction vasculaire, se ralentit et s'arrête. Les expériences de von Goltz, de Jolyet et Laffont, de Kronecker et Zander, de von Ott, etc., ont mis en pleine lumière cette pathogénie.

Que l'on injecte alors de l'eau salée dans les veines, et presque aussitôt, le pouls reparaît, la pression remonte, le fonctionnement combiné du cœur et des vaisseaux se rétablit. Il n'est pas besoin, pour obtenir ce

---

1. Les effets généraux paraissent, du reste, analogues, quoique atténués et retardés : dans trois expériences de Fourmeaux, sur le lapin, où les injections furent pratiquées pas à-coups, toutes les deux heures, la miction n'eut lieu que deux heures après la première injection, et le maximum d'élimination, de la 4ᵉ à la 6ᵉ heure (*loc. cit.*, p. 19).

2. Maydl et Schramm ont fait remarquer que la masse sanguine varie de 5,5 à 9,1 p. 100 du poids du corps, et que le taux de l'hémorragie mortelle s'exprime par des chiffres assez éloignés, suivant les expérimentateurs : 3,5 à 4 p. 100 du poids du corps, d'après Conheim; 4,34 d'après Hayem; 5,4 d'après Schramm; 4,3 à 7,3 d'après d'autres évaluations. — Cette dose varie aussi avec l'état de santé antérieur, et ceci est d'importance capitale en clinique; les expériences le montrent tout aussi bien : chez un lapin, il faut enlever 30 grammes de sang pour amener la mort, après trois jours d'inanition, il suffit d'en enlever sept grammes.

résultat, que la quantité d'eau salée soit équivalente à celle du sang perdu ; pourtant, quand l'hémorragie a été considérable, la transfusion ne réussit définitivement que si la dose du liquide transfusé est élevée. Chez l'homme, la confirmation de cette donnée se présente souvent ; Faney l'a établie très nettement par des expériences, dont voici le résumé :

a. On retire à un chien, d'un seul coup, une quantité de sang égale à 1/19 du poids de son corps — dose mortelle. — On fait suivre la saignée de l'injection d'une quantité de sérum artificiel inférieure à celle du sang perdu. — La pression remonte, mais pour peu de temps, et la mort n'en survient pas moins.

b. La saignée mortelle (1/19 du poids) est faite en deux fois, et entre les deux prises, on injecte — sous la peau — une quantité de sérum artificiel un peu supérieure à celle de la première prise. L'animal survit.

c. Saignée mortelle (1/19) : injection immédiate d'une quantité égale de sérum artificiel : l'animal survit.

On voit que ces faits acquis laissent désormais peu de place à la transfusion sanguine, que les solutions salines remplacent avec avantage.

Après ces grandes spoliations sanguines, l'injection intra-vasculaire agit plus vite, et c'est à elle que la plupart des expérimentateurs ont eu recours ; les expériences de Faney montrent pourtant tout ce qu'on peut attendre de la méthode sous-cutanée.

Enfin, on aurait pu craindre qu'en relevant la tension sanguine, la transfusion veineuse ne rappelât l'hémorragie, si l'hémostase est incomplète. Bien au contraire, des expériences nombreuses ont démontré *l'action hémostatique de l'eau salée, en injection intra-veineuse ou sous-cutanée.* — M. Hayem avait constaté chez un chien, auquel il avait injecté la 24e partie de son poids d'eau salée, que, dans la veine jugulaire préalablement liée, la coagulation commençait au bout de 8 minutes et qu'elle s'étendait à toute la veine, au bout d'un quart d'heure. Tous les expérimentateurs ont remarqué cette facile coagulabilité du sang, après la transfusion d'eau salée. Faney et Fourmeaux l'ont étudiée à leur tour : Faney sectionne le couturier, chez le lapin, puis il injecte 100 cent. cubes d'eau salée ; l'hémorragie en nappe cesse vite, et l'autre couturier, que l'on sectionne alors, reste presque exsangue.

Ainsi l'eau salée est hémostatique [1] — et surtout elle relève la tension sanguine : c'est ce qui ressort de cette étude expérimentale.

Animaux intoxiqués. — Ici encore, le lavage du sang paraît agir surtout contre l'*hypotension toxique,* mais l'hypothèse d'une autre action se présente : celle d'un véritable *lavage éliminateur,* par le rein et les autres émonctoires.

C'est surtout la strychnine qui a servi aux récentes expériences.

Chassevant [2] a conclu, d'une première série de recherches, que chez le lapin, les injections à doses massives de sérum artificiel semblent empêcher l'intoxication par la strychnine, sous la réserve d'être pratiquées avant l'apparition des accidents nerveux.

---

1. Ajoutons que les expériences de Keiffer ont montré que la transfusion saline provoquait des contractions du muscle utérin, et pouvait ainsi jouer un rôle hémostatique direct dans les hémorragies obstétricales. (Keiffer, Recherches sur la physiologie de l'utérus. Thèse agrég. Faculté libre de Bruxelles 1896.)

2. Chassevant, Injections de sérum artificiel dans l'empoisonnement strychnique. C. R. Soc. de biol., 1896, p. 499 ; et Chassevant et Got, Injections intra-veineuses d'eau salée dans l'empoisonnement par la strychnine, *ibid.,* p. 987.

Les expériences de Delbet, sur les chiens, lui ont donné peu de résultats : les accidents strychniques n'ont paru influencés par le lavage — pratiqué, là aussi, immédiatement après l'injection sous-cutanée du poison — que dans un seul cas sur huit [1].

Roger [2] a injecté l'eau salée, avant d'injecter la strychnine; dans une première série d'expériences, le poison était inséré sous la peau. Cinq minutes après la fin de l'injection d'eau salée, les animaux recevaient de 0 milligr. 5 à 2 milligrammes de sulfate de strychnine. Les injections d'eau salée, à la dose de 3 à 70 centimètres cubes par kilo, n'ont paru guère modifier la résistance des animaux; mais si l'on en introduit des quantités considérables, de 164 à 228 centimètres cubes par kilo, elles retardent et atténuent les accidents. Ainsi une dose de 1 milligramme tue un lapin neuf au bout de 18-31 minutes; ce n'est qu'au bout d'une heure qu'elle le tue, s'il a reçu au préalable 210 centimètres cubes d'eau salée par kilo. Sans doute la réplétion du système circulatoire entrave et retarde l'absorption du poison — injecté sous la peau. — Mais, si la strychnine est injectée dans les veines, « toujours, quelle que soit la quantité d'eau introduite, les animaux hydrémiés succombent avant les témoins ». Il semble, dans cette dernière éventualité, que la transfusion d'eau salée accroisse l'irritabilité des centres nerveux.

On voit que, si ces faits, d'apparence un peu contradictoire, montrent, en somme, que, dans certaines conditions et pour certaines doses, le lavage est susceptible d'atténuer, de retarder, ou même de neutraliser les effets du poison, ils ne donnent nullement la preuve que la diurèse ainsi provoquée serve réellement à l'élimination du poison, qu'elle soit une *diurèse d'élimination*.

Ce dernier fait, si important, Roger l'a établi pour certaines substances minérales; il s'est servi du ferrocyanure de potassium, dont la présence dans l'urine est de constatation facile, et du sulfindigotate de soude qui colore en bleu les muqueuses et la peau, et voici le résumé de ces recherches intéressantes :

1° On injecte 4 cent. cubes d'une solution de ferrocyanure à 1 p. 200 dans la veine auriculaire d'un lapin, et l'on cherche au bout de quel temps l'urine donne, avec le perchlorure de fer, la réaction du bleu de Prusse. Chez les lapins normaux, il faut en moyenne treize minutes; chez les animaux lavés, ce temps est plus ou moins raccourci, il tombe, en moyenne, à sept minutes. La durée de l'élimination totale paraît aussi réduite chez les animaux lavés, mais dans des proportions restreintes;

2° Si l'on injecte dans les veines 15 à 20 cent. cubes de solution de sulfindigotate de soude à 3 p. 100, les muqueuses et la peau deviennent d'un bleu intense. Chez les animaux lavés, à raison de 130 cent. cubes par kilo, au bout d'une heure et demie, les muqueuses, primitivement bleues, ne sont plus que grisâtres; au bout de deux heures ou deux heures et demie, elles ont repris leur teinte normale; à ce moment, chez les animaux témoins, les mêmes parties sont d'un bleu tirant un peu sur le vert.

---

1. « Un chien de 4 kil. 300 a reçu, en injection dans le tissu cellulaire sous-cutané, 3 grammes d'une solution de sulfate de strychnine au millième, soit 3 milligrammes de poison. Une canule avait été placée auparavant dans la veine fémorale et le lavage du sang a été commencé immédiatement après l'injection. Ce lavage a été poursuivi pendant une heure vingt-cinq, et 910 grammes de solution salée ont été injectés. L'animal ne présentait plus alors aucun phénomène de strychnisme et il a guéri. L'urine a été recueillie pendant une heure trois quarts à partir du début du lavage; la quantité d'urine éliminée a été de 532 grammes, quantité énorme par rapport au faible poids de l'animal. »

2. Roger, C. R. Soc. de biologie, 1896, p. 921 et 976.

Animaux infectés. — Le lavage du sang agit-il de même dans les infections, et l'influence souvent heureuse, qu'il exerce est-elle due à l'élimination par l'urine, par les divers émonctoires, des poisons microbiens, des toxines? l'hypothèse est séduisante, mais il faut convenir que les expériences instituées pour la démontrer n'ont pas donné encore de résultats certains.

Rappelons d'abord que MM. Dastre et Loye [1], auxquels revient la première idée d'appliquer le lavage du sang aux infections, ont obtenu chez les animaux des résultats absolument contraires à ceux qu'ils attendaient : les animaux lavés succombaient, en règle, avant les témoins. Faut-il en inférer que la méthode des injections d'eau salée, *telle qu'elle est pratiquée chez l'homme*, est inutile et dangereuse? Ce serait faire table rase des observations humaines, aujourd'hui assez nombreuses et probantes, pour n'être plus taxées de faits paradoxaux.

Dans ces derniers temps, ces expériences ont été reprises de divers côtés.

MM. Enriquez et Hallion [2] ont appliqué le lavage du sang à l'*intoxication diphtérique expérimentale* : ils sont arrivés à une confirmation pure et simple des expériences de Dastre et Loye. S'agit-il d'une intoxication avancée, chez le chien, la pression artérielle très basse remonte à la suite de l'injection et une amélioration se produit, mais qui ne dure pas. Si l'intoxication est au début, l'injection d'eau salée hâte la mort : trois lapins reçoivent, par injection intra-veineuse : le premier 400 grammes d'eau salée, le second 200 grammes d'eau salée et une forte dose de toxine; le troisième, la même dose de toxine. Le premier survit, le second meurt beaucoup plus vite que le troisième. Quand la toxine est injectée sous la peau, on obtient les mêmes résultats : les animaux lavés succombent toujours douze à vingt-quatre heures avant les témoins.

Ces conclusions, pour importantes qu'elles soient, ne s'appliquent, du reste, qu'à la toxine diphtérique, injectée à dose forte, et l'on ne saurait, en saine logique, les généraliser, en les appliquant aux autres toxines, aux autres variétés d'empoisonnement septique.

En fait, des résultats positifs ont été obtenus dans d'autres conditions. MM. Fubini et Modinos [3] ont expérimenté, chez le lapin, *avec l'urine humaine* : d'après eux, un kilo de lapin est tué par 132 cent. cubes d'urine d'homme; dès que les phénomènes toxiques apparaissaient, on injectait la solution salée à la dose de 100 cent. cubes par kilo : les convulsions et la myosis cessaient, le reflexe cornéen reparaissait, et l'animal guérissait.

MM. Bosc et Vedel [4] ont étudié l'*infection coli-bacillaire*, qui chez le lapin tue en quelques heures, aux doses fortes, en dix à quinze heures aux doses

1. Dastre et Loye, Le lavage du sang dans les maladies infectieuses. C. R., Soc. de Biologie, 6 août 1889.

2. Enriquez et Hallion, Injections intra-vasculaires d'eau salée dans l'intoxication diphtérique expérimentale. C. R., Soc. de Biologie, 1896, p. 756 et 1121.

3. Fubini et Modinos, Injection endo-veineuse de solution aqueuse de chlorure de sodium dans l'empoisonnement produit par l'urine de personne saine. Archives italiennes de Biologie, t. XXII, p. 426.

4. Bosc et Vedel, Traitement des infections expérimentales par les injections intra-veineuses massives de solution salée simple (NaCl à 7 p. 100) et de leur mode d'action. Infection coli-bacillaire. C. R. Soc. de Biologie, 25 juillet 1896; Congrès de médecine interne de Nancy, 1896. Archives de Physiologie, oct. 1896, et janvier 1897.

moyennes, en douze et quarante heures aux doses faibles. D'après eux, les injections intra-veineuses massives d'eau salée n'empêchent pas la mort, si le poison est à dose forte ; s'il est à dose moyenne ou faible, elles deviennent efficaces, *sous la réserve que la première injection soit aussi précoce que possible* ; le meilleur procédé consiste à injecter de 25 à 30 centimètres cubes de solution salée par kilo, à la vitesse moyenne de 40 centimètres cubes par minute — autrement dit, en rapportant ces chiffres à l'homme de 65 kilogrammes, de 1600 cc. à deux litres en quarante minutes. — Si la quantité d'eau salée est trop abondante, hypermassive (270 cc. par kilo, à la vitesse de 80 à 100 cc. par minute), bien que ces doses élevées restent inoffensives chez l'animal sain, elles deviennent nocives chez l'animal infecté et provoquent des accidents graves (œdème hémorragique du poumon, épanchements sanglants dans les séreuses, etc.).

Il faut reconnaître que cette étude expérimentale présente des difficultés toutes spéciales : on se heurte à des questions complexes de doses, de virulence, de résistance individuelle ; il est, de plus, fort intéressant d'employer, chez les animaux, la méthode qui est seule utilisable chez l'homme, de procéder par injections successives, comme l'ont fait, du reste, MM. Bosc et Vedel. — Enfin l'infection expérimentale ne reproduit jamais qu'incomplètement les formes cliniques d'infection que l'on observe chez l'homme [1].

Dans toutes les expériences positives, qu'il s'agisse d'intoxications ou d'infections, on a constaté l'abondance de la diurèse : il serait bien intéressant d'étudier la *toxicité de ces urines*, mais leur abondance même est de nature à compliquer un peu les résultats.

De fait, il reste de nombreux points à élucider ; ce qui est établi, c'est que l'injection d'eau salée relève la tension sanguine, dans les infections comme après les hémorragies ; qu'elle provoque la diurèse et la mise en jeu de tous les émonctoires (diarrhée, sueur, salivation, etc.) ; qu'elle exerce peut-être une influence dynamogénique sur les centres nerveux. On ne sait rien de plus [2], et, sans chercher à pénétrer plus avant dans le mécanisme de son action, nous devons nous contenter d'enregistrer les résultats qu'elle a fournis chez les animaux, et ceux qu'elle nous donne en clinique.

---

1. Pendant l'hiver de 1896, nous nous sommes livré nous-même à quelques expériences sur le chien, dans le laboratoire et avec les conseils éclairés de M. Laborde, et, sans être arrivé à des conclusions importantes, nous avons pu mesurer toute l'étendue des difficultés dont nous parlons. Notre programme consistait à réaliser l'infection péritonéale avec un mélange de bile de bœuf et de culture pure de coli bacille, et à pratiquer alors l'injection intra-veineuse de solution saline (nous nous servions du sérum de Hayem) à différentes périodes. Nous avons pu constater, tout d'abord, que la résistance individuelle des animaux était fort différente, et que, chez un même animal, elle variait considérablement, pour des doses fort rapprochées : nous ne déterminions que des infections spontanément curables, ou des infections suraiguës, qui tuaient le chien au bout de quelques heures. Il nous a semblé que, si l'injection intra-veineuse de sérum était faite immédiatement avant ou tout de suite après l'inoculation, elle devenait nocive et hâtait la mort : les plèvres et le péritoine contenaient toujours un épanchement hémorragique. Dans un cas, l'injection intra-veineuse, faite quatre heures après l'inoculation, et sur un animal dont l'état paraissait désespéré, nous a donné un résultat comparable à ceux que nous avons observés chez l'homme ; le chien se rétablit parfaitement.

2. Ajoutons pourtant que, chez trois malades, M. A. Claisse a constaté une rapide diminution de la leucocytose, contemporaine de l'infection, à la suite des injections

IV

ÉTUDE CLINIQUE

Le lavage du sang a été utilisé dans un grand nombre d'états morbides que nous classerons de la façon suivante : 1° les *hémorragies*; — 2° le *choc traumatique ou opératoire*, et les *diverses formes de collapsus*; — 3° *certaines intoxications*; — 4° les *infections d'ordre chirurgical ou médical*, et certaines autres affections médicales où l'emploi en a été pour ainsi dire expérimental. — Nous aurons à étudier les doses utiles et la voie d'injection à choisir; les réactions cliniques dues au lavage; les résultats obtenus, et, sur ces données, nous chercherons à établir les indications.

I. — HÉMORRAGIES.

Nous distinguerons : 1° les *hémorragies externes*, traumatiques, obstétricales ou opératoires; 2° les *hémorragies internes*, cavitaires.

Dans une première série de faits, *la mort est imminente*, le pouls est nul, la pâleur extrême, la perte de connaissance complète, l'hypothermie très marquée. Le salut est souvent alors une question de minutes, pour ainsi dire : devant cette extrême urgence, il faudra s'empresser de relever la pression sanguine, par la voie la plus courte et la plus sûre, et recourir à l'*injection intra-veineuse*. — Ajoutons que, dans ces états voisins de la mort, l'absorption hypodermique est souvent ralentie ou suspendue, et ce serait renoncer à une ressource suprême que d'hésiter à ouvrir la veine.

Cette première injection sera toujours abondante, et l'on ne craindra pas d'aller jusqu'à deux litres, ou plus, s'il est nécessaire. C'est, du reste, le pouls qui donne, en pareil cas, les meilleures indications; on poursuivra l'injection, sans brusquerie toutefois, jusqu'à ce qu'il ait reparu, qu'il ait repris de l'ampleur et de la force, et qu'il témoigne suffisamment du fonctionnement cardio-vasculaire rétabli. En même temps on voit les muqueuses se colorer, la connaissance revient, les yeux s'animent et l'on assiste à de véritables résurrections. La plupart des chirurgiens conservent dans leurs souvenirs quelques scènes de ce genre; je ne rappellerai qu'un fait, un des plus émouvants que j'aie vus et qui eut toute la netteté d'une expérience : un homme avait eu les deux jambes broyées, il avait perdu une énorme quantité de sang; on l'apporta mourant à l'hôpital, plusieurs injections sous-cutanées de sérum le « remontent » un peu, et, ne fût-ce que pour faire l'hémostase définitive, une courte intervention est indispensable; dès les premières gouttes de chloroforme, le blessé cesse de respirer, le pouls est arrêté, les yeux grands ouverts, ternes, insensibles, la mâchoire tombante : il est mort. L'appareil injecteur était là, tout prêt : nous nous précipitons sur une veine du bras, la canule est introduite, le liquide passe.

intra-veineuses; chez l'un d'eux, la réapparition d'une forte leucocytose annonça le retour de la fièvre et des accidents infectieux graves. (A. Claisse, C. R. *Soc. de Biologie*, 1896, p. 806. — Les injections massives de solutions salines dans les hémorragies et les infections, *Revue de Chirurgie*, 1896, p. 686.)

Et voilà peu à peu la vie qui renaît, le cœur qui se reprend à battre, la respiration qui reparaît, faible et entrecoupée d'abord, le masque agonique qui s'efface, la sensibilité, puis la connaissance qui se réveillent.

Mais il arrive souvent, dans ces anémies menaçantes, que le pouls s'affaisse de nouveau, et que l'heureuse influence de la transfusion persiste peu. C'est pour cela que *les injections doivent être, non seulement précoces et abondantes, mais répétées* autant de fois qu'une surveillance continue du blessé en indique la nécessité.

Une jeune femme est apportée dans le service de M. Maygrier [1], exsangue, décolorée, sans pouls, épuisée par des hémorragies successives, dues à une insertion vicieuse du placenta : on pratique une injection intra-veineuse de deux litres, les accidents menaçants s'éloignent, et l'on peut achever l'accouchement; une heure et demie après, le collapsus reparaît : nouvelle transfusion de deux litres; dans la soirée, l'état syncopal se renouvelle : troisième transfusion. Dès lors, la partie semble gagnée, et la malade, qui a reçu dans les veines 6 litres de sérum dans la journée, triomphe définitivement des dangers de mort prochaine, se remonte vite et guérit.

Nous avons été témoin d'un exemple aussi frappant, chez un homme qui avait eu la cuisse gauche écrasée au-dessus du genou, les vaisseaux fémoraux lacérés et ouverts, et qu'on apportait presque mort à l'hôpital Beaujon :

Deux litres sont injectés dans les veines du bras, le pouls se relève, la respiration se régularise, mais la connaissance ne se réveille pas; deux heures après, le pouls s'était affaissé de nouveau et le collapsus paraissait tout aussi grave : M. Le Damany, interne du service, pratiqua une nouvelle injection d'un litre, et ainsi jusqu'au soir toutes les heures et demie; la mort reprend du terrain et la lutte doit être poursuivie. A dix heures, on avait injecté, en tout, sept litres de solution saline : le pouls était fort et plein, la respiration calme, la peau chaude et moite, et le blessé, qui avait recouvré sa connaissance, ne gardait aucun souvenir de ce drame.

Les faits analogues ne sont pas rares, en chirurgie et en obstétrique [2]. Il n'est pas douteux qu'une fois pratiquée la première injection dans les veines, et une fois conjurés les accidents immédiats, on ne puisse s'adresser à la voie sous-cutanée, d'usage toujours plus simple, pour les injections successives : le fonctionnement circulatoire est rétabli, l'absorption se fait bien, et l'hypodermoclyse devient alors d'excellente pratique, sous la réserve que le blessé ou l'accouchée soient étroitement surveillés. De fait, ces anémies suraiguës créent dans l'organisme un état d'équilibre instable, et le danger n'est pas écarté, tant que le pouls conserve une fréquence anormale, et qu'il ne reprend pas une ampleur suffisante et régulière.

Même dans les cas extrêmes, la transfusion sous-cutanée a suffi parfois à enrayer les accidents : Faney s'est efforcé de démontrer qu'elle avait une valeur toute semblable à la transfusion intra-veineuse, à titre de méthode

1. Maygrier, Des injections intra-veineuses de sérum à doses massives. Soc. obstétricale de France, 1896 et l'Obstétrique, 1896, p. 296.
2. Mickulicz, Uber die Bedeutung der Bluttransfusion und Kochsalzinfusion bei akuter Anämie. Wiener Klinik, 1884-44, 7 (Injection intra-veineuse de 600 gr. dans un cas d'anémie aigüe, suite de plaie de l'humérale; guérison). — Schönenberg, Erfahrungen uber die Infusion von Kochsalzlösungen bei akuter Anämie Inaug. Diss. Würzburg, 1887 (23 observations rassemblées). — Morel, Transfusion d'eau salée dans les cas d'anémie aigüe. Rev. méd. de la Suisse romande, 1888. — Ullmann, Uber den Werth und die Zulässigkeit intravenöser Injectionen für die ärtzliche Praxis. Allgem. Wiener medic. Zeitung, 1894, XXXIX, p. 585. — G. Raw, Transfusion of saline fluid; six successful cases, Lancet, 1895, p. 406. — L. Leclerc. Hémorragie grave post-partum arrêtée par la transfusion de sérum artificiel, Arch. de Tocologie, 1896, p. 515. — Amillet, Traitement de l'anémie aigüe consécutive aux hémorragies puerpérales par les injections d'eau salée. Thèse doct., 1897, n° 123. — Aujourd'hui on ne publie plus guère que les cas extraordinaires.

d'urgence ; pourtant il conclut lui-même, fort sagement, que ce ne sont pas là deux méthodes antagonistes, mais les deux parties d'une même méthode, ayant chacune leurs indications particulières. Et cela est la vérité. Il faut, de toute nécessité et tout de suite, faire pénétrer dans le système circulatoire une certaine quantité de liquide, suffisante pour relever la tension : de toute évidence, l'absorption sous-cutanée sera plus lente, et, à repousser systématiquement la transfusion intra-veineuse, on s'expose à laisser passer le moment propice où le malade pourrait encore être sauvé [1].

On ne saurait oublier, du reste, que, si l'on obtient, en pareil cas, des succès inespérés, il existe pourtant une dose d'hémorragie, un degré d'anémie suraiguë, qui déjoue tous nos efforts, et qui aboutit fatalement à la mort. *Mais, en pratique, nous ne savons jamais si le malade est irrémédiablement condamné et nous n'avons pas le droit de conclure, de prime abord, que la situation est désespérée.*

A la suite *d'hémorragies moins graves et qui menacent la vie de façon moins immédiate,* la transfusion *sous-cutanée* est évidemment tout indiquée. Encore faut-il, pour faire rendre à la méthode tout ce qu'elle peut donner, que les injections soient commencées *de bonne heure* — qu'elles soient *répétées* — qu'elles soient *suffisamment abondantes.*

Ici la mort n'est plus imminente, c'est vrai ; mais quel bénéfice trouve-t-on à restreindre les doses de liquide transfusé, à maintenir le blessé *en état d'hypotension,* à lui laisser faire toute la besogne, si je puis dire, en ne lui dispensant qu'avec une économie mal placée l'aide dont il a besoin ? Si les praticiens connaissaient bien l'efficacité admirable du sérum artificiel dans les cas de ce genre, et la complète innocuité de l'injection sous-cutanée, ils perdraient moins de temps à des procédés divers, et d'emblée ils s'adresseraient à ce « cordial » héroïque.

Que des doses minimes puissent relever la tension sanguine, qu'elles suffisent même, dans certains cas, d'apparence grave, où la perte sanguine a été, en réalité, très faible, cela n'est pas douteux [2] ; mais après une hémorragie abondante, on ne saurait oublier que la transfusion d'eau salée a un *rôle physique* à remplir.

Il n'y a donc pas de règle fixe à établir, il n'y a pas de dose à formuler.

---

1. Un exemple : je suis appelé de nuit auprès d'une femme qui, prise quelques heures avant d'une brusque douleur abdominale, présente tous les signes d'une grave hémorragie interne par rupture d'une grossesse tubaire : la situation est très alarmante, le pouls misérable, la respiration faible, une injection sous-cutanée de 400 grammes n'a relevé la tension artérielle que pendant dix minutes à peine. Une intervention s'imposait : avant de la faire et pendant qu'on anesthésie légèrement la malade, je pratique dans une veine du pli du coude une injection de deux litres : à l'autre bras, on reprend et l'on continue pendant toute la durée de l'opération, l'injection sous-cutanée. Grâce à ces précautions, la laparotomie peut être menée à bonne fin.

2. Münchmeyer (Über den Werth der Kochsalzinfusion zur Behandlung schwerer Anämie, *Archiv f. Gynœk.*, 1889, t. XXXIV, p. 384), en 1889, en rapportant 8 observations obstétricales, indiquait la dose de 1 litre, comme celle qui lui avait toujours suffi ; Chazan (*Centr. f. Gynæk.*, 1889, n° 33, p. 581), Wiercinsky (*ibid.*, 1889, n° 41, p. 717) recommandaient aussi les doses modérées : dans beaucoup d'autres hémorragies obstétricales, la quantité employée n'a pas atteint ou n'a pas dépassé 500 grammes (Faney). — En chirurgie, il en est de même, et journellement, après une opération sanglante, une ou deux injections sous-cutanées, de 250 à 300 grammes, dans la première journée, suffisent à faire disparaître tout incident fâcheux.

Ne craignez pas d'injecter d'emblée, sous la peau, 5 ou 600 grammes de sérum, et répétez l'injection une ou plusieurs fois, dans la journée, si le pouls s'affaisse, et si le collapsus menace de revenir. Il vaut mieux, encore une fois, faire trop que trop peu.

J'insisterai sur un dernier point : une fois passée la première alarme, il est de bonne pratique, tout en réduisant les doses, de continuer plusieurs jours les injections sous-cutanées; on aide ainsi puissamment à la répara-tion globulaire [1] et l'on active la convalescence. Que de fois cette méthode nous a rendu de bons services, chez des femmes profondément affaiblies par les grandes métrorragies des fibromes, et qui recouvraient ainsi pen-dant une période préparatoire plus ou moins longue, une résistance et des forces suffisantes pour supporter l'intervention nécessaire? Dans deux cas d'anémie hémorroïdaire, fort alarmants, nous avons eu recours, avec succès, à la même thérapeutique préliminaire; et l'on comprend qu'en dehors de ces éventualités, les indications en soient nombreuses.

Dans les hémorragies internes les injections d'eau salée ont fait aussi leurs preuves; mais, ici, les conditions sont un peu différentes. L'hé-mostase n'est pas faite, au moins directement, et quelle que soit la valeur hémostatique de la solution saline, il n'est pas douteux qu'elle ne saurait suffire à faire cesser une hémorragie, dont la source est importante. En somme, il ne faut pas faire trop de fond sur cette propriété heureuse de l'eau salée.

Leichtenstern s'est servi de la voie intra-veineuse et de doses variables entre 350 et 1500 grammes : il donne huit observations, dont six se rappor-tent à des hématémèses répétées, et deux à des hémorragies intestinales, au cours de la fièvre typhoïde. Trois malades guérirent, mais, chez tous, la transfusion saline fut suivie d'une amélioration souvent considérable.

Weiss [2] a utilisé des quantités beaucoup moindres : 250 grammes chez une jeune fille brusquement anémiée par une grave hématémèse, 150 grammes seulement chez un typhique après une hémorragie intestinale : les deux malades guérirent. Dans un fait relaté par Waadt [3], chez une chlorotique profondément déprimée par des hématémèses, on se contenta d'injecter 300 grammes d'eau salée par voie sous-cutanée, et la guérison eut lieu. Du reste, si l'on en croit Weiss, chez les sujets chlorotiques, une petite dose de 250 cent. cubes environ suffit en effet, par suite du calibre étroit des vais-seaux et de l'élasticité plus grande de leurs parois. Après les hémorragies typhiques, et en général celles qui surviennent au cours des maladies infectieuses, lorsqu'on peut craindre une dégénérescence du myocarde, il faut aussi s'abstenir des doses massives. (Voy. *Contre-indications.*)

---

1. Le fait est démontré expérimentalement. Voy. Winfield S. Hall et Marion D. Eubank. La régénération du sang. *Journal of expérimental medicine*, New-York, nov. 1896, p. 656. Von Ott indiquait déjà, en 1883, que l'eau salée à 7 p. 1000 exerce une action particulière sur les organes hématopoiétiques, en hâtant la régénération du sang.

2. Weiss, Subcutane Kochsalzinjectionen bei acuter Anämie und Cholera infantium. *Wiener medic. Presse*, 1888, p. 1524.

3. Waadt, Subkutane Kochsalzinfusion zur Behandlung schwerer Anämie. *Correspon-denz. Bl. f. Schw. Aertze*, 1890, I, p. 25.

II. — ÉTATS DE COLLAPSUS

Nous retrouvons ici ce qu'on est convenu d'appeler le choc traumatique ou opératoire : l'hémorragie a souvent sa part dans la pathogénie de ces états complexes, et d'ailleurs ils se révèlent par les mêmes phénomènes, et se caractérisent par une *hypotension artérielle* plus ou moins marquée.

Cela seul permet de comprendre les heureux résultats de l'injection salée. Ici encore, les exemples sont journaliers [1].

L'injection intra-veineuse sera réservée aux cas les plus menaçants ; et, en règle, l'hypodermoclyse suffit, mais la première injection doit être faite tout de suite : c'est le meilleur moyen d'abréger la durée d'une situation toujours inquiétante. A notre sens, l'eau salée n'est pas sans exercer une influence heureuse sur les centres nerveux ; du reste, les expériences de Roger vont à l'appui de ce fait ; aussi la méthode nous paraît-elle tout spécialement indiquée dans la *commotion cérébrale*. Dans plusieurs cas, nous avons constaté que sous l'action des injections sous-cutanées, de dose moyenne (250 gr.), mais répétées, les accidents disparaissaient beaucoup plus vite, et Fourmeaux a relevé des faits du même genre.

Le choc est parfois *prolongé*, et réclame, pendant plusieurs jours, la continuation persévérante des injections. Un homme est renversé par un tombereau, il est apporté à l'hôpital Beaujon, où je le vois deux heures après l'accident : il est d'une pâleur terreuse, presque sans connaissance, les extrémités froides, le pouls misérable et fuyant, et cependant, nous ne trouvons comme lésions qu'une attrition de l'artère humérale droite, sans hémorragie, des plaies superficielles aux jambes, pas de signes d'hémorragie interne, ni de contusion viscérale, ni même de commotion cérébrale caractérisée ; c'est le choc traumatique dans son expression la plus nette ; la respiration est faible et des injections sous-cutanées successives, allant jusqu'à deux litres de solution saline, sont nécessaires pour ramener un pouls meilleur et un peu de chaleur aux extrémités ; pendant trois jours, le blessé reste dans cet état inquiétant, en pleine connaissance, mais en imminence de syncope et de collapsus : l'hypodermoclyse est continuée, et la quantité totale injectée atteint près de dix litres quand, vers le cinquième jour, la situation s'améliore définitivement. Aujourd'hui, notre homme est guéri et de brillante apparence.

Ce que nous venons de dire s'applique de tout point au choc opératoire. Mais l'hypodermoclyse appliquée *préventivement*, en quelque sorte, nous permet de l'atténuer dans une large mesure et de ne pas attendre l'apparition d'accidents toujours graves, car ils mènent de temps en temps à des terminaisons brusques et inattendues. Avant de commencer une opération longue et sanglante, chez un sujet affaibli, on se trouvera toujours bien de faire sous la peau une injection de 4 à 500 grammes ; elle n'est nullement contre-indiquée par l'anesthésie, bien au contraire, nous allons voir dans un instant que la même pratique a été utilisée dans les accidents

---

1. Voy. Benham, Traitement de certains cas de shock par l'injection salée. *The Lancet* 1893, p. 887.

chloroformiques. Au cours ou vers la fin de l'intervention, si le pouls faiblit, si le malade pâlit, il faut encore recourir au sérum, dont l'emploi hâtera et facilitera le réveil. Cette méthode nous a permis de mener à bien des hystérectomies laborieuses pour fibromes, chez des femmes profondément déprimées; et nous pourrions citer encore une désarticulation de la hanche, une opération d'Estlander, plusieurs laparotomies pour appendicites compliquées de péritonite généralisée, que, sans cette précieuse ressource, nous n'aurions pu achever. Fourmeaux rapporte des cas du même genre. Dans la chirurgie d'urgence, cette pratique largement appliquée rend des services inappréciables : on peut dire sans exagération qu'elle recule les limites de l'opérabilité.

Au cours des deux premières journées qui suivent les grandes interventions, et surtout dans la chirurgie abdominale, elle est tout aussi précieuse : bien entendu, il n'est pas question ici de la transfusion intra-veineuse, à doses élevées; mais d'injections sous-cutanées, en nombre variable, de 200 à 250 grammes, qui sont toujours de la plus grande utilité, en dehors même de toute infection. Cette pratique est, du reste, aujourd'hui générale.

III. — INTOXICATIONS

Nous abordons ici un autre mode d'action du lavage du sang, et ce que nous aurons à dire des intoxications nous servira de transition à l'étude du lavage dans les infections.

Roux, en 1886, a eu recours à l'injection intra-artérielle d'eau salée dans un cas d'*intoxication iodoformée* : le malade mourut.

Bobroff [1] a recommandé, dès 1887, l'injection sous-cutanée d'eau salée, dans les accidents *chloroformiques*; des expériences de Djakonoff avaient montré que, chez les animaux, la pression sanguine, très déprimée pendant la narcose chloroformique, se relevait toujours après l'injection d'eau salée; même si l'anesthésie était poussée très loin, pourvu que l'on n'attendît pas l'arrêt complet du cœur, les animaux revenaient toujours à la vie, et parfois même, après l'arrêt du cœur, on les sauvait encore. Bobroff insistait sur la nécessité d'avoir toujours prête, lors d'une anesthésie générale, une seringue d'eau salée : il en injectait de petites doses, variant de 20 ou 50 grammes à 200 ou 250 grammes. Ce que nous disions tout à l'heure de l'hypodermoclyse préventive, pendant l'opération, rentre absolument dans le même ordre d'idées.

En dehors même du domaine chirurgical, dans les empoisonnements proprement dits, le lavage du sang a été tenté, et peut-être est-il appelé à rendre des services, malgré les données quelque peu incertaines que les expériences ont fournies avec la strychnine. L'un de ceux qui ont le mieux étudié cette action du lavage du sang, dans l'empoisonnement strychnique, nous déclarait récemment que, pour sa part, s'il était empoisonné, il réclamerait tout de suite une injection intra-veineuse massive.

---

1. Bobroff, Was soll man bei 'eintretender Chloroformsyncop thun? *Chirurg. Annale*, 1891, Bd I, et Rein (de Moscou) : Ueber infusion von Kochsalzlösung in Folge von Chloroformeinathmung. *Centr. f. Chir.*, 1895, n° 17, p. 409.

Brodier [1] a publié un cas fort intéressant de guérison, dans une intoxication par l'*oxyde de carbone*; le malade est dans le coma, la respiration courte et brusque, et l'état est jugé d'abord si désespérément grave, qu'on se refuse à rien tenter. La situation se prolonge ainsi de deux heures du matin à trois heures de l'après-midi : on pratique alors une injection intraveineuse de un litre de sérum de Hayem; puis, deux heures après, une seconde. A onze heures du soir, le malade se ranime : il guérit rapidement. Gordon [2] a utilisé, depuis, avec succès, l'injection d'eau salée dans deux cas d'empoisonnement par l'oxyde de carbone, et dans un cas d'intoxication par le *gaz d'éclairage*.

Sahli avait déjà traité de la sorte un cas d'*intoxication saturnine* chronique : la diurèse fut extrêmement abondante, en rapport, du reste, avec la quantité très élevée du liquide injecté (en tout 21 litres), mais on ne releva pas la présence du plomb dans l'urine, et les effets thérapeutiques furent nuls, à part un certain bien-être et une amélioration toute subjective, qui suivait chaque séance d'hypodermoclyse. Desplats [3], dans un cas d'encéphalopathie saturnine grave, pratiqua une saignée immédiatement suivie d'une injection sous-cutanée de sérum de 600 cc., le résultat fut très frappant et la guérison rapide.

IV. — INFECTIONS

La question est fort complexe : après avoir donné quelques succès inespérés, le lavage du sang a été utilisé dans les cas les plus divers, souvent *in extremis*, et sous des formes aussi fort différentes, à des doses si réduites parfois qu'elles étaient réellement illusoires : il n'y a rien d'étonnant que les résultats aient semblé contradictoires. Or, les faits bien étudiés sont aujourd'hui assez nombreux pour permettre d'établir un certain nombre de « directions pratiques » et de formuler des indications.

On a utilisé le lavage du sang : A. dans les *septicémies péritonéales*; B. dans la *septicémie puerpérale*; C. dans une série d'*autres infections septiques, d'ordre chirurgical*; D. dans le *tétanos*, et même dans la *rage*; E. dans les *infections urinaires et dans l'urémie*; F. enfin dans un groupe d'*infections médicales*.

A. Septicémies péritonéales. — C'est surtout dans les *septicémies péritonéales, traumatiques* ou *post-opératoires*, que le lavage du sang a été employé, souvent avec succès : ce sont des observations de ce genre qui ont ramené l'attention sur la transfusion séreuse.

Les guérisons. — Dans une première série de faits, les injections ont été faites *dès le début des accidents*, avant que l'infection péritonéale fût confirmée, en quelque sorte, et il est arrivé qu'un seul lavage ait suffi à faire tomber les phénomènes alarmants.

1. Brodier, *Médecine moderne*, juin 1896.
2. Gordon, Beiträge zur Kochsalzinfusionen bei Vergiftungen. *Deutsch. medic. Woch.*, 1894, n° 12.
3. Desplats, Encéphalopathie saturnine, traitée par la saignée et une injection de sérum artificiel. *Journ. des sc. médic. de Lille*, 1896, p. 34.

Un exemple, que nous empruntons à la thèse de Fourmeaux :

Hystérectomie pour pyosalpinx ; le lendemain matin, l'opérée paraît très asthénique, le regard est terne, les joues décolorées, la langue est encore humide, la peau sèche. Il n'y a pas d'urine ou très peu (30 grammes). A dix heures, pouls 150, temp. 38°, resp., 26. A onze heures, pouls 100, petit, filé, temp. 38°,2. On fait dans l'aisselle gauche une injection de 300 grammes de sérum (elle dure 10 minutes). A 11 h. 30, pouls 140, plus ample, la malade frissonne, temp. 37°. Tout rentre dans l'ordre, et la guérison a lieu.

Plusieurs cas de Michaux sont analogues ; c'est le lendemain matin, à la suite d'une laparotomie ou d'un hystérectomie grave, que l'état général paraît menaçant : une injection intra-veineuse d'un litre rétablit l'équilibre. MM. Monod, Pozzi, Tuffier [1], et bien d'autres ont publié de semblables observations. Plusieurs fois, nous avons été témoin de faits analogues.

Nous rappellerons celui qui nous a le plus frappé :

Jeune femme de vingt et un ans, émaciée, pâle dyspnéique, très cachectique, opérée d'un kyste de l'ovaire de dimensions colossales, six fois ponctionné en province. Le lendemain soir, les mains sont froides, le pouls imperceptible aux radiales, les traits tirés, le nez et les pommettes violacés, la gêne respiratoire intense. Séance tenante, je pratique dans les veines du bras droit une injection de 3 litres et demi de sérum artificiel, qui dure une vingtaine de minutes ; à dix heures, seconde injection de 2 litres. — La nuit se passe assez tranquille ; le lendemain, la situation s'est transformée, la température est tombée à 37°, le pouls est bon, il n'y a plus de vomissements. Dès lors la guérison se poursuit sans incident. Notre opérée est aujourd'hui florissante [2].

Mais la lutte est souvent plus prolongée. Les accidents reparaissent après l'atténuation passagère due à une première injection ; il faut recommencer plusieurs fois et plusieurs jours de suite, et l'on pratique alors un *véritable lavage*, tel, du moins, qu'il y a lieu de le comprendre en thérapeutique humaine. Il faut se guider, en pareil cas, sur la marche des accidents, et ne pas craindre de répéter les injections, et d'en élever la dose. Il est souvent indispensable, dans les infections caractérisées, d'injecter de 2 à 4 litres dans les vingt-quatre heures. Nous rappellerons l'histoire de notre jeune malade, laparotomisé en pleine péritonite généralisée, pour une rupture de l'intestin, et qui reçut, en neuf jours, 26 litres de sérum dans les veines : 4 à 5 litres furent injectés dans les premiers jours, la diurèse s'établit abondante, bientôt accompagnée d'une diarrhée profuse, de sueurs, et ce fut à la suite de ce lavage véritable que les accidents furent définitivement enrayés [3].

Ces doses énormes doivent être réservées, en pratique, pour des indications pressantes : 1200 à 1500 grammes par jour suffisent, en général ; 2 litres peuvent être considérés comme le maximum ordinaire ; mais il est indispensable que l'injection ait une abondance suffisante, pour relever vite la tension sanguine, d'abord, et pour créer une sorte de branle-bas dans l'organisme infecté : nous verrons bientôt que les phénomènes cliniques observés, les *crises*, bien décrites par Bosc et Vedel [4], et qui suivent les injec-

1. Tuffier et Dujarrier, *Gaz. hebd.*, nov. 1896, n° 94.
2. Nouvelle contribution à l'étude du lavage du sang dans les infections. *Presse médicale*, 1896, p. 245.
3. Les injections intra-veineuses de sérum artificiel à doses massives dans les infections. *Presse méd.*, 1896, n° 1. — Notre opéré est aujourd'hui infirmier à l'hôpital Beaujon.
4. Bosc et Vedel, Injections de sérum artificiel dans les maladies infectieuses et les intoxications, injections intra-veineuses, *Presse médicale*, 1896, p. 261-287.

tions, rendent assez juste cette dernière expression. C'est pour cela aussi que la voie intra-veineuse trouvera assez souvent ses indications : elle permet d'aller plus vite et peut-être d'exercer une action plus directe; tout au moins sera-t-il souvent utile de faire dans les veines la première injection, et de la faire abondante, réservant la voie sous-cutanée pour celles qui suivront, en série.

En somme l'ensemble des faits connus montre bien que les succès ont été obtenus dans les cas où les injections ont été *commencées de bonne heure*, et *poursuivies avec persévérance*, et chez les malades *qui urinaient bien*. La mise en action des émonctoires et, avant tout, une diurèse abondante est, en effet, la condition nécessaire, et aussi le meilleur indice, de l'heureuse influence du sérum. Dès que la diurèse s'établit largement, la réaction se fait : un malade qui, soumis aux injections salées, à dose suffisante, ne donne pas, au bout de vingt-quatre heures, de trente-six heures au plus, les preuves d'une décharge urinaire abondante, est presque toujours irrémédiablement condamné.

On ne saurait, d'ailleurs, tenir l'eau salée pour une sorte de médicament, d'une activité singulière, qu'on administre une fois, et qui fait son œuvre : ce serait méconnaître totalement l'application rationnelle de la méthode, et s'exposer à n'en retirer que des résultats incomplets. Elle n'est, il faut le dire et le répéter, qu'un adjuvant, dans la lutte de l'organisme vivant contre l'infection : elle doit être combinée à tous les autres moyens utiles, et à cet ensemble de soins, de tous les instants, dont l'importance est capitale. Michaux a parfaitement mis en lumière la nécessité de cette lutte tenace.

Les insuccès. — Enfin nous savons trop qu'il y a, si l'on peut dire, une limite d'infection, au delà de laquelle le salut est impossible. Sur 13 malades soumis aux injections intra-veineuses, Michaux accuse 8 morts; tous ceux qui ont utilisé la méthode l'ont trouvée impuissante, dans certains cas. Il n'y a rien là qui doive étonner : l'eau salée n'est pas un sérum antitoxique idéal, qui triompherait de toutes les toxines, de toutes les virulences, de toutes les infections à toutes leurs périodes.

Ceux dont la conviction est le mieux assise, non point sur quelques essais tentés au hasard, mais sur un ensemble d'observations, sur une application régulière et constante des injections intra-veineuses ou sous-cutanées, ceux-là savent bien que la méthode est souveraine dans quelques cas, qu'elle est toujours un adjuvant utile, qu'elle n'est jamais nocive.

Même dans les conditions les plus désespérées, elle assure une amélioration de durée variable, elle atténue les accidents et les souffrances, elle fait gagner du temps [1]. Nous ne connaissons pas d'observation où elle ait exercé une influence malheureuse, où elle puisse être accusée d'avoir hâté la fin.

---

1. Nous conservons toujours le souvenir d'une pauvre femme qui se mourait d'une suppuration pelvienne, ancienne et incurable, et que M. Guillemot, alors notre interne à la Pitié, s'acharna à « prolonger »; grâce à des injections sous-cutanées abondantes, répétées toutes les deux ou trois heures, jour et nuit, elle résista six jours, et à plusieurs reprises nous fit reprendre quelque espoir. N'y a-t-il pas telles situations, où la prolongation de la vie, ne fût-ce que pour quelques jours, pour quelques heures même, est d'importance capitale?

B. Septicémies puerpérales. — Il est bien certain que dans la septicémie puerpérale, le lavage du sang ne saurait être considéré comme une méthode adverse de la sérothérapie, au moins quand le sérum antistreptococcique aura acquis toute l'efficacité du sérum antidiphtérique. Du reste, les deux procédés ont été parfois combinés et avec succès. Fourmeaux en rapporte un cas.

> Chez une femme atteinte, au septième jour après l'accouchement, d'un état septicémique grave, avec une température de 39°,5, un pouls à 136, la peau sèche, la langue rôtie, etc., après un curettage, on pratique dans l'aisselle une injection de 300 grammes de sérum ; et une autre, le lendemain, de 800 grammes ; puis, le même jour, une injection de 24 cent. cubes de sérum de Marmorek. Le troisième jour, nouvelle injection de 10 cent. cubes de sérum antistreptococcique : le soir, la température est encore à 39°,5 l'état paraît très grave : injection saline de 800 grammes. « Après celle-ci, frisson très intense, puis sueurs profuses... le lendemain, mictions très fréquentes. C'est un véritable lavage qui se fait. » Guérison.

Le lavage tout seul a été appliqué à un certain nombre de cas de septicémie puerpérale, aiguë ou chronique.

Chez deux malades de Fourmeaux, la quantité de liquide injecté a été abondante : 8 litres 200 en 3 jours ; 9 litres en 5 jours, avec un résultat frappant. Bosc et Vedel en rapportent aussi un exemple, mais qui rentre plutôt dans le type des infections qui tournent court, et dont nous parlions un peu plus haut. « A la suite d'une injection sous-cutanée unique de 500 grammes, écrivent-ils, une réaction critique se produit avec une grande netteté, et, après quelques heures, la température descend à la normale pour s'y fixer. » Il s'agissait d'une septicémie puerpérale pure, sans lésion d'aucun organe.

Ici encore, la meilleure pratique consiste à faire d'abord une injection intra-veineuse précoce, abondante ; et, si les accidents persistent, à continuer avec ténacité le lavage par la voie intra-veineuse ou sous-cutanée [1].

Il est des cas de septicémies chroniques, retardées, qui cèdent aussi aux injections d'eau salée, mais sous la réserve encore qu'elles soient abondantes et répétées avec persévérance.

Une observation récente de notre ami, le Dr Boutin, met ce fait en pleine lumière.

> Une primipare de vingt-trois ans est prise d'accidents septiques graves au 9° jour (douleurs abdominales, frisson, température à 40°,3) : on a recours aux injections sous-cutanées de sérum artificiel, mais, par suite de circonstances indépendantes de la volonté du médecin traitant, la dose journalière ne dépasse pas 150 à 200 grammes. L'état s'aggrave, et, au 19° jour, il paraît absolument désespéré (langue sèche, ventre ballonné, syncopes fréquentes, etc.) : on s'adresse alors aux injections massives, de 1500 grammes à deux litres par jour ; durant onze jours, on les continue régulièrement. La diurèse devient de plus en plus abondante, les accidents s'amendent, la fièvre tombe, et, au 30° jour, la jeune malade est définitivement sauvée.

C. Autres infections chirurgicales. — Mais ce n'est pas seulement dans les accidents septiques abdominaux, que le lavage du sang s'est montré utile : il en est de même en chirurgie générale.

Après les grands traumatismes des membres, on se trouve parfois en présence de ces états mixtes, où l'infection commençante se combine à

---

1. En combinant, bien entendu, les injections d'eau salée à toutes les autres ressources dont nous disposons. Voy. Pinard et Wallich, *Traitement de l'infection puerpérale*, 1896.

l'anémie, au shock, etc. : c'est alors que la méthode rend des services inappréciables. Ainsi en fut-il chez un homme de cinquante-deux ans, apporté à l'hôpital avec deux membres broyés, amputé du bras, pendant la nuit, et à qui, le lendemain, devant la menace d'une septicémie gazeuse, il fallait amputer la jambe. Une injection intra-veineuse de deux litres est pratiquée aussitôt après l'opération, et, dans les jours qui suivent, 14 litres et demi de solution saline sont successivement administrés, par voie intra-veineuse. Le blessé, après une période des plus alarmantes, guérit. Les indications de ce genre se multiplient, dans la chirurgie d'urgence ; on ne saurait trop les mettre en lumière.

Le lavage nous a fourni encore un résultat presque inattendu dans une *infection staphylococcique généralisée* [1], où 14 litres furent injectés en cinq jours, et Bosc et Vedel signalent, de leur côté, deux faits d'infection staphylococcique, ainsi traités avec succès.

Pierre Delbet [2], pour un *érysipèle infectieux*, combina le sérum anti-streptococcique à l'emploi du sérum artificiel, et guérit son malade.

Fourmeaux rapporte même un cas de *pyohémie*, dans lequel deux injections axillaires de sérum, l'une de 500, l'autre de 700 grammes ne triomphèrent pas de l'infection, mais furent toutes les deux suivies d'une notable atténuation, malheureusement passagère, des accidents.

Dans le phlegmon diffus, dans l'anthrax, on aura recours avec avantage à la même méthode — bien entendu après l'intervention nécessaire.

D. TÉTANOS. RAGE. — Tuffier [3] a utilisé, avec succès, la saignée-transfusion, dans deux cas de tétanos. Son premier malade était au 3e jour des accidents, en opisthotonos, et il avait déjà failli succomber à un spasme laryngé. On fit une première saignée de 500 grammes, suivie d'une injection de solution saline de 1200 grammes : quelques heures après, toutes les contractures cessèrent. Le surlendemain, elles reparaissent : nouvelle saignée de 700 grammes et injection de 1200 grammes. Cette fois, le résultat se maintient, et la guérison complète ne tarde pas. — Chez un second blessé, deux saignées de 700 grammes accompagnées de deux injections de 900 et de 1400 grammes, triomphèrent aussi d'un tétanos généralisé. — Dans un troisième cas de tétanos suraigu, le malade, mourant au moment de l'injection, succomba quelques heures après.

Le grand intérêt de ces faits n'échappera à personne, surtout en présence du peu de ressources que nous donne aujourd'hui encore le sérum antitétanique.

Enfin, chez un malade de M. Reclus [4], atteint de rage confirmée, une injection intra-veineuse de 1300 grammes fut suivie d'une amélioration fort courte : la mort survint deux heures après.

---

1. Le lavage du sang dans les infections, *Soc. de Biologie*, 9 mai 1896 et *Presse méd.*, 1896, p. 245.
2. Pierre Delbet, De l'hématocatharsise. Lavage du sang. *Presse méd.*, 22 fév. 1896, p. 93.
3. Tuffier, Le lavage du sang, *Soc. de Biologie*, 17 mai 1896.
4. Reclus, *Acad. de méd.*, 30 juin 1896. Magendie avait déjà tenté les injections intra-veineuses d'*eau tiède* chez un chien enragé ; Oré (de Bordeaux) rapporte deux observations humaines, d'un réel intérêt. (Études sur la transfusion du sang, 1876, p. 480.)

E. INFECTIONS URINAIRES. — Lors d'infection urinaire, il était d'autant plus intéressant de se rendre compte de l'action des transfusions salines, que le rein étant la principale voie d'excrétion du liquide, il est bien placé pour en éprouver l'action ou le dommage, et pour traduire les effets de ce lavage, que nous cherchons à réaliser.

De plus, la perméabilité rénale étant une condition nécessaire de l'innocuité des grandes injections de sérum, il était tout naturel de ne l'employer qu'avec défiance, chez des malades où l'un des reins, et souvent tous les deux, sont profondément altérés.

« J'ai employé cette méthode, écrit Tuffier [1], dans deux cas d'*infection rénale suppurée aiguë*, alors que l'un des reins, plus malade, avait été ouvert et drainé. Les résultats que j'ai obtenus et que les lois de la physiologie pathologique pouvaient faire prévoir ont été à peu près négatifs. J'ai pu provoquer une diurèse abondante, rendre à la bouche son humidité, d'un pronostic généralement si favorable, mais je n'ai réussi qu'à prolonger de quelques jours la vie de mes malades. Il est probable que, de ce côté, nous trouverons certaines formes de pyélo-néphrites justiciables du lavage du sang, mais je ne peux actuellement en préciser les indications. »

Delbet [2] en a obtenu de bons résultats dans un cas de *pyélite*; il fait, du reste, remarquer, à ce propos, que le rein n'est pas la seule voie de dérivation du sérum injecté, et que l'émonctoire intestinal est susceptible de le suppléer dans une large mesure.

Enfin, dans l'*urémie*, le lavage du sang a été pratiqué tout d'abord par Sahli (de Berne), qui en rapporte une observation très complète dans son mémoire de 1890 : des accidents urémiques menaçants rétrocédèrent vite, sous l'influence de quatre injections de solution saline par jour, de 1 litre chacune. Il cite plusieurs faits analogues dans lesquels l'heureuse influence des injections n'a pas toujours eu pour corollaire une diurèse abondante, et il note, que, même lorsque la paroi abdominale est fortement œdématiée, le sérum injecté se résorbe encore.

L'an dernier, Bosc a publié une observation fort intéressante d'urémie survenue dans le cours d'une néphrite parenchymateuse aiguë avec anasarque, distension abdominale et albuminurie, qui fut traitée et guérie par l'eau salée, en injections successives à doses restreintes (250 à 200 gr.) : il se produisit une réaction beaucoup moins forte qu'après les injections intra-veineuses massives, l'œdème disparut rapidement, et l'on reconnut que ces injections fractionnées reproduisent, chacune pour son compte, les mêmes effets que les précédentes, et que la guérison peut être ainsi amenée, non plus par une réaction extrêmement énergique et unique, comme dans les injections intra-veineuses, mais par des *réactions modérées, successives.*

---

1. Tuffier., *Loc. cit.*
2. Pierre Delbet, L'hématocatharsise dans les pyélites et les hémorragies, *Presse méd.*, 6 janvier 1897. Le malade avait 39°,2, le pouls était très faible, incomptable : on fit dans les veines une injection de 1500 cc.; la réaction fut très intense : frisson qui dure quarante minutes, température 41°,2; le lendemain soir, après des transpirations et des évacuations alvines abondantes, la température tombe à 37°,2. Guérison.

Il y eut, ici, une élimination abondante par l'intestin, une crise diarrhéique. La diurèse fut prédominante dans une observation du service de Chauffard, relatée dans la thèse de Lochelongue [1]; dans deux cas de Grandmaison, on fit précéder les injections d'une saignée; Barré avait agi de même chez deux urémiques.

De fait, chez les malades de ce groupe, alors que le doute persiste sur le degré de perméabilité du rein et aussi sur l'état du myocarde, il y a tout lieu d'être prudent : la *saignée-transfusion* paraît être la méthode la plus sûre; et, en tout état de cause, c'est à la *voie sous-cutanée* que l'on s'adressera de préférence : les doses moyennes, répétées, donnent de bons résultats, sans dommage et sans péril.

L'*Éclampsie* semble se placer tout naturellement à la suite de l'urémie. Ce sont surtout MM. Porak [2] et Bernheim [3], qui ont montré tout le parti qu'on peut tirer, en pareil cas, du lavage du sang. Ils pratiquaient l'injection d'eau salée par la voie hypodermique, et à dose élevée (2 litres); sur 14 malades ainsi traitées, une seule succomba [4]. La saignée-transfusion semble devoir, ici encore, rendre de grands services.

A côté de l'urémie, nous ferons encore sa place au *coma diabétique*, que Hilton Fagges [5] traita, dès 1874, par l'injection intra-veineuse d'eau salée : le malade était en imminence de mort : il sortit entièrement de sa torpeur, et survécut vingt-quatre heures. En 1887, Studelmann (de Heidelberg) recommandait la même pratique, Minonsky relatait un succès, et Lépine [6] publiait l'observation d'un diabétique de vingt-quatre ans, comateux, chez lequel il injecta, par voie endo-veineuse, d'abord 1 litre 1/2 de solution chloruro-bicarbonatée à 40°, puis, dans la soirée, 2 autres litres. Le malade fut légèrement amélioré, mais il n'en succombait pas moins dans la nuit. Dans un autre fait, en 1890, Dickinson [7] ne craignit pas d'atteindre la dose hypermassive de 13 litres en deux jours : l'*une des injections fut de 10 litres*, que la malade parut bien supporter : « On constata une diminution de la lividité et une augmentation dans la force du pouls. La malade reprit connaissance, mais, au bout de neuf heures, elle retomba dans un profond sommeil, qui, cette fois, se termina par la mort. »

F. Infections médicales. — Nous arrivons aux maladies infectieuses, d'ordre médical, dans lesquelles le lavage a été institué, avec des fortunes diverses.

C'est d'abord le *choléra*, et nous ne pouvons ici reprendre tout au long l'histoire de cette méthode (voy. Historique). Nous nous contenterons de signaler trois observations récentes de Bosc, toutes trois terminées par la guérison, après une saignée de 200 à 250 grammes, et une injection intra-

---

1. Lochelongue, Aperçu sur le mode d'emploi et les indications des injections massives salines dans les affections médicales et les intoxications, Th. de 1896, n° 6.

2. Porak, Soc. obstétricale de France, mars 1893.

3. Bernheim, Traitement de l'éclampsie puerpérale, en particulier par les injections sous-cutanées d'eau salée, Th. de 1894.

4. Voy. la discussion sur le Traitement de l'éclampsie, *Cong. international de gynéc. et d'obstétrique*, Genève, 1896.

5. Hilton Fagges, *Guy's Hospital Reports*, 1874, XIX, p. 173.

6. *Semaine médicale*, 1887, p. 69.

7. Dickinson, Soc. clinique de Londres, 10 mars 1890.

veineuse de 2 litres ou 2 litres 1/2 : on put constater très nettement le relèvement progressif et rapide du pouls, à mesure que pénétrait le liquide, et, chez les trois malades, la guérison fut précédée et annoncée par une réaction critique intense, du genre de celles que nous indiquerons plus loin.

A côté du choléra proprement dit, il faut noter les *diarrhées choléri-formes*, le *choléra des enfants*, qui ont été soumises, avec succès, aux injections sous-cutanées de solution saline. Weiss, en 1888[1], recommandait des injections de 30 à 50 grammes, chez les tout jeunes enfants, et donnait, à l'appui, plusieurs observations. M. le professeur Hutinel a bien montré tous les services que l'on peut attendre de la méthode, dans les gastro-entérites des nourrissons, et, à la fin de 1896, MM. Barbier et Deroyer[2] ont étudié de très près les effets physiologiques de ces injections, et spécialement leur action sur le pouls et la température, et le *temps de réaction*, de durée et d'importance variables, qui suit chacune d'elles. Ils n'ont pas dépassé 30 centimètres cubes dans les vingt-quatre heures, en deux injections de 15 centimètres cubes, à sept heures d'intervalle environ. Enfin, tout récemment, MM. Bosc et Vedel[3] ont publié quatre observations de *dysenterie grave*, chez l'adulte, traitées par les injections intra-veineuses d'eau salée, à doses massives : trois de leurs malades guérirent, le quatrième était à l'agonie, lorsqu'on eut recours à la transfusion séreuse. De ces faits importants, minutieusement analysés, les auteurs concluent « que les injections doivent être relativement précoces et répétées, de façon à pouvoir développer des réactions générales soutenues et une modification de l'état local capables de conduire à la guérison ».

Fièvre typhoïde. — Il était tout naturel de tenter, dans cette grande toxhémie, le lavage du sang. Dès 1890, Sahli l'expérimentait : il donnait deux observations, soigneusement étudiées, dans lesquelles la maladie fut heureusement influencée par l'injection journalière de 1 litre de sérum, sous la paroi abdominale ; les deux typhiques guérirent, et chez l'un d'eux la transfusion sous-cutanée parut même exercer une action antipyrétique.

Kirstein[4] avait déjà signalé ces propriétés antipyrétiques de l'injection d'eau salée, en rapportant un fait de Leichtenstern. Nous trouvons dans la thèse de Lochelongue une observation de Chantemesse où cette curieuse influence sembla des plus manifestes :

Il s'agissait d'un malade de vingt et un ans, qui, au quinzième jour de sa fièvre typhoïde, fut atteint d'hémorragies intestinales abondantes, nécessitant la suspension des bains froids. « A 9 heures du soir, on fait une injection sous-cutanée de 500 centimètres cubes de solution saline. La température, qui était avant l'injection de 39°,9, et qui, après l'injection, était descendue, graduellement de 1° toutes les trois heures, n'était plus le lendemain matin que de 36,9 ; le malade urine plus abondamment, les

<hr>

1. Weiss, Subkutane Kochsalzinjection bei acuter Anämie und Cholera infantium, *Wiener medic. Presse*, 1888, p. 1523.
2. Barbier et Deroyer, De l'emploi des injections sous-cutanées d'eau salée stérilisée (sérum artificiel) dans l'infection intestinale chez les nourrissons, *Bulletin médical*, 1896, p. 1143.
3. *Presse médicale*, 23 juin 1897, p. 288.
4. Kirstein, Kochsalz transfusion mit antipyretischer Wirkung, *Zeitschrift für klin. Medicin.*, Bd XVIII, p. 218.

phénomènes généraux sont amendés. » Les jours suivants, l'état s'aggrave de nouveau, mais les hémorragies intestinales n'ayant pas reparu, on put reprendre les bains froids. Guérison.

C'est surtout, en effet, lorsqu'une circonstance quelconque vient entraver l'administration des bains froids que les injections d'eau salée paraissent appelées à jouer un rôle utile. Dans un fait analogue, où, chez un typhique du service de M. Fernet, nous avions dû suturer une perforation intestinale, nous avons constaté, avec M. L. Damany, que chaque injection de solution saline (1 litre, par voie intra-veineuse) était suivie d'un abaissement thermique, qui ne dépassait pas un demi-degré, d'ailleurs, et qui ne durait que deux ou trois heures.

Il ne faut donc pas trop compter sur ce rôle antipyrétique, mais la méthode n'en est pas moins utile, semble-t-il, comme adjuvant, et par la diurèse qu'elle active et entretient.

Typhus exanthématique. — En août 1896, Sapelier a eu recours aux injections intra-veineuses du sérum artificiel dont nous avons donné plus haut la formule, chez douze malades de l'hôpital de Nanterre, atteints de typhus exanthématique : six guérirent. La quantité injectée variait de 300 à 600 grammes. On a constaté aussi l'abaissement de la température ; abaissement rapide et qui dure de douze à quatorze heures, la diurèse abondante, la disparition de l'albuminurie.

Angine infectieuse. — Pierre Delbet a obtenu la disparition rapide des accidents dans une angine infectieuse grave : la température était à 41°, le pouls à 140, lorsqu'on injecta dans les veines 1500 grammes de solution saline ; un quart d'heure après, le malade eut un frisson ; en un quart d'heure la température s'abaissa de 1°,3, le pouls se ralentit. La dyspnée diminua. La guérison fut rapide.

Pneumonie. — La *crise* dont nous venons de voir un exemple s'est reproduite dans les cas de pneumonie traités par le lavage du sang, et dont Barré, Bassi [1], Bosc ont rapporté des faits intéressants. Bassi, sur six cas, n'aurait eu qu'une mort. Barré et Bosc ont utilisé la *saignée-transfusion*, et, de fait, en pareil cas, l'injection intra-veineuse pure et simple ne serait pas sans susciter quelque inquiétude : nous allons dire dans un instant que l'œdème pulmonaire est, en certaines conditions, un accident possible des injections massives. Sous ce rapport, la voie sous-cutanée est, ici encore, préférable. La malade de Bosc, femme de soixante-cinq ans, atteinte d'une pneumonie double, finit par succomber, mais les injections salines produisirent des améliorations successives, qui retardèrent de cinq jours la terminaison fatale : lors de la première injection, la malade était moribonde, on fit une saignée de 200 grammes et en même temps une injection sous-cutanée de 600 grammes ; la respiration devient plus aisée, l'état général s'améliore, puis, deux heures après, se produit une réaction thermique intense, la température monte à 40°,8, et, après cet orage de quelques heures, retombe à la normale ; une deuxième injection de 600 grammes,

---

1. *Gaz. degli Ospedali*, juin 1896.

puis une troisième sont faites : après cette dernière, *la réaction thermique ne se produit plus*, et la mort ne tarde pas.

Endocardite infectieuse. — M. Dalché[1] a publié une fort intéressante observation d'endocardite infectieuse qu'il parvint à guérir, grâce à cinq injections intra-veineuses de 1 litre, en cinq jours consécutifs. Dans un autre cas, le mauvais état du cœur ne sembla pas se prêter à l'application du lavage : le malade mourut. Nous verrons bientôt que ces lésions du myocarde sont, de fait, une des principales contre-indications, mais la voie sous-cutanée est toujours utilisable, sous la réserve de n'employer que des doses moyennes.

Fièvres éruptives graves. — Roger s'est servi utilement des injections sous-cutanées de solution saline dans les fièvres éruptives graves ou compliquées (pneumonie; urémie). La thèse de Lochelongue contient une série de faits de ce genre.

Enfin le lavage du sang a encore été tenté dans le rhumatisme cérébral, dans l'ictère grave et dans une série d'autres affections, où, comme nous le disions plus haut, son emploi n'a eu souvent que le sens et la valeur d'une tentative *in extremis*.

C'est là justement ce qui rend si difficile l'appréciation exacte de ces faits souvent disparates.

Toujours est-il que la transfusion séreuse est suivie d'un ensemble de phénomènes, qu'on peut tenir pour à peu près constants, et qui sont de nature à fournir des indications, sinon des données précises, sur son mode d'action.

Nous avons vu que le *relèvement de la tension sanguine et du pouls* suivaient de très près, dans l'immense majorité des cas et quelle que soit la cause de l'hypotension, l'injection sous-cutanée ou intra-veineuse. La *diurèse* est aussi l'une des principales manifestations observées : elle survient à une date variable, après la transfusion faite, suivant l'abondance du liquide injecté et la voie qu'on a choisie, et aussi, faut-il ajouter, suivant l'état du rein, condition d'importance majeure, on ne saurait trop le répéter. A la diurèse se surajoutent les éliminations par l'intestin, la sueur, la salive, la surface pulmonaire : émonctoires complémentaires ou de suppléance.

Le *frisson* ne manque presque jamais : il survient de cinq minutes à trois quarts d'heure après l'injection; il est souvent très violent, et s'accompagne de tous les autres symptômes qui signalent l'entrée en scène de l'accès.

MM. Debove et Brühl[2] ont noté l'*élévation thermique* après l'injection de divers sérums : « Souvent la fièvre se produisait sans aucun phénomène général. Le maximum de la fièvre se montre de six à dix heures après l'injection : 10 fois, la fièvre a dépassé 1°,5 ; 31 fois, 1° ; 45 fois, 0°,5, enfin deux fois, il n'y a pas eu d'élévation thermique appréciable. » MM. Hutinel, chez les enfants-tuberculeux, Barbier et Déroyer, dans les recherches que

---

1. Dalché, Lavage du sang dans une infection streptococcique (endocardite infectieuse? Guérison, *Gaz. des hôp.*; 21 janvier 1897.
2. *Soc. méd. des hôp.*, 22 mars 1895.

nous analysions plus haut, l'ont étudiée à leur tour; Leichtenstern et d'autres expérimentateurs l'avaient déjà constatée. Le maximum thermique est parfois très élevé, comme l'ont vu, dans le choléra, dans la pneumonie, MM. Bosc et Vedel.

A cette période d'hyperthermie, succède l'abaissement de la température qui retombe à la normale ou près de la normale, en même temps que cessent les symptômes, parfois alarmants, de la crise, et que les effets bienfaisants se manifestent. D'après MM. Bosc et Vedel, en effet, la transfusion provoque une crise véritable, qui se traduit par la succession de trois périodes; une période *pré-critique*; celle de *réaction critique*, parfois inquiétante par son intensité; enfin la période *post-critique*, pendant laquelle la température se fixe à la normale et où l'on peut juger des résultats obtenus sur l'évolution de la maladie.

Ces réactions sont toujours moins marquées après les injections sous-cutanées et varient aussi avec l'abondance du liquide transfusé. — Elles sont, semble-t-il, d'un pronostic heureux, et témoignent de l'action réelle du lavage sur l'organisme infecté.

ACCIDENTS ET CONTRE-INDICATIONS.

Ces faits suffiraient à montrer quelle est la puissance réelle de la méthode. Il faut encore en conclure qu'elle ne saurait être employée sans une certaine prudence, surtout chez les sujets profondément infectés.

Or, les accidents qui ont pu être comptés à son passif, sont de deux ordres : ils sont *locaux* et *généraux*.

Les *accidents locaux* relèvent tous d'une pathogénie unique : le défaut d'asepsie des instruments ou du liquide. On a observé de temps en temps de petits abcès, quelquefois des thromboses et des phlébites localisées : on ne trouve pas signalés d'accidents réellement graves, même dans les observations déjà fort anciennes du lavage du sang appliqué au choléra. — Il faut le dire : avec des précautions faciles à prendre, la crainte de la phlébite, qu'on cherche à réveiller parfois comme un épouvantail, ne correspond guère à la réalité des faits observés. Quant aux injections sous-cutanées, les petites complications qu'elles peuvent entraîner sont toujours de nature bénigne.

C'est aussi à peu près exclusivement après les injections intra-veineuses qu'on a observé les *accidents généraux*, que nous allons signaler. Ils tiennent, soit à l'état des reins et du cœur, soit à la nature du liquide d'injection.

Nous avons vu déjà combien *l'hémoglobinurie* était exceptionnelle avec les solutions salines; il en est de même de *l'albuminurie*.

Leichtenstern a noté la *glycosurie temporaire*, après une injection intra-veineuse de 500 grammes; elle avait déjà été constatée expérimentalement par C. Bosc et P. A. Hoffmann, chez des lapins, auxquels on avait injecté une abondante quantité d'eau salée dans le bout périphérique de la carotide ou de la fémorale, et aussi par Küntzel, à la suite de l'injection de solutions salines diverses, et même de gomme arabique. Cet accident, éphémère et exceptionnel, n'est guère sérieux.

Il en est autrement de l'*anasarque*, parfois constaté après les injections massives, quand les reins ont perdu leur perméabilité. Dickinson l'observa à l'autopsie de ce diabétique auquel il avait injecté en deux jours jusqu'à treize litres d'eau salée. Chez un malade fort cachectique, et dont les deux reins étaient scléreux, nous avons trouvé aussi la solution saline injectée, quoique en quantité beaucoup moindre, répandue dans les séreuses et infiltrée dans tous les parenchymes.

L'*œdème pulmonaire* est à craindre, chez les sujets dont le cœur ou l'appareil respiratoire fonctionnent mal, et toujours après les injections intra-veineuses massives d'emblée. C'est pour cela que l'emploi du sérum dans la pneumonie, par exemple, exige des précautions particulières, et que la saignée préalable est souvent une pratique heureuse. On a proposé de choisir les veines du membre inférieur, dans les cas analogues, pour que l'afflux du liquide fût moins rapide et moins direct.

Enfin le *cœur* est, avec le rein, l'organe qu'il faut ménager avec le plus de soin. — De fait, Chauffard [1] a vu mourir un malade, atteint de tachycardie paroxystique, pendant une injection intra-veineuse destinée à relever la pression. — Dalché a été témoin d'un cas assez semblable. — Un typhique, traité par Widal, mourut subitement pendant une injection intra-veineuse. Les lésions valvulaires anciennes, ou les lésions graves du myocarde, qui succèdent à certaines maladies infectieuses, seront donc étroitement surveillées.

Du reste, la voie sous-cutanée, employée dans une prudente mesure, reste toujours, dans les conditions indiquées, une précieuse ressource.

V

CONCLUSIONS

Bien que la méthode des injections intra-veineuses ou sous-cutanées de solutions salines soit encore à l'étude, elle a fourni déjà, dans des conditions nombreuses, des résultats assez importants pour qu'elle vaille haute- d'être vulgarisée.

Elle est, du reste, d'application facile; c'est le liquide le plus simple, l'eau salée à 8 p. 1000, qui paraît aussi le meilleur; c'est l'instrumentation la plus simple qui rend les plus grands services en pratique.

La voie sous-cutanée, l'hypodermoclyse, doit être tenue pour la méthode d'élection, elle est à la portée de tous. L'injection intra-veineuse, dont on

1. Chauffard, Deux cas de tachycardie essentielle paroxystique. Traitement par l'injection intra-veineuse de sérum artificiel, *Bulletin médical*, 1896, p. 389. — A propos d'un cas de tachycardie paroxystique, *ibid.*, p. 495. — Il faut noter qu'un premier accès tachycardique, avec hypotension marquée, avait heureusement cédé à une injection intra-veineuse de 1250 gr. de sérum artificiel; — Ce fut au cours d'un second accès, accompagné d'hypertension artérielle, que la transfusion séreuse fut de nouveau tentée : dès le début, le pouls tomba à 70, et avant la fin de l'injection, le malade succombait, alors que 850 gr. avaient été introduits dans la veine. Comme le remarque Chauffard, dans cette seconde crise, la saignée paraissait plutôt indiquée que l'injection intra-veineuse.

aurait tort d'exagérer les difficultés et les dangers, conserve ses indications : elle est plus active et d'effets plus rapides.

Les heureux effets des injections d'eau salée sont indiscutables et de notion générale, dans les anémies aiguës post-hémorragiques et dans les accidents groupés sous le terme de choc traumatique ou opératoire. A la suite des hémorragies, la transfusion séreuse joue un rôle véritablement mécanique, en rendant au système circulatoire la réplétion nécessaire à son fonctionnement : aussi doit-elle toujours être relativement abondante. Les injections répétées représentent du reste, dans un cas d'anémie grave ou de choc prolongé, une excellente pratique.

Dans les intoxications et dans les infections, d'ordre chirurgical ou médical, la question se présente sous un aspect un peu différent. Les injections abondantes et précoces provoquent assez souvent une sorte de crise, à la suite de laquelle la température retombe à la normale et les accidents s'amendent ; toujours elles relèvent la tension, provoquent la diurèse et accroissent la résistance du malade.

A part certaines contre-indications, tirées de l'état du cœur et des reins, et qui ont trait surtout à l'injection intra-veineuse, la méthode mérite donc toujours d'être utilisée.

Coulommiers. — Imp. PAUL BRODARD. — 492-97.

Traité
de Médecine

PUBLIÉ SOUS LA DIRECTION DE MM.

CHARCOT

Professeur de clinique des maladies nerveuses
à la Faculté de médecine de Paris,
Membre de l'Institut.

BOUCHARD

Professeur de pathologie générale
à la Faculté de médecine de Paris,
Membre de l'Institut.

BRISSAUD

Professeur agrégé à la Faculté de médecine de Paris,
Médecin de l'hôpital Saint-Antoine.

PAR MM.

BABINSKI — BALLET — P. BLOCQ — BOIX — BRAULT
CHANTEMESSE — CHARRIN — CHAUFFARD — COURTOIS-SUFFIT
DUTIL — GILBERT — L. GUINON — GEORGES GUINON
HALLION — LAMY — LE GENDRE — MARFAN — MARIE — MATHIEU
NETTER — ŒTTINGER — ANDRÉ PETIT — RICHARDIÈRE — ROGER
RUAULT — SOUQUES — THIBIERGE — THOINOT — FERNAND WIDAL

6 volumes grand in-8° avec nombreuses figures. **125 fr.**

TOME PREMIER. 1 volume in-8°, avec 45 figures. **22 fr.**

A. CHARRIN. Pathologie générale infectieuse.
G.-H. ROGER. Maladies infectieuses communes à l'homme et aux animaux.
LE GENDRE. Troubles et maladies de la nutrition.
A. CHANTEMESSE. Fièvre typhoïde.
FERNAND WIDAL. Maladies infectieuses.

TOME II. 1 volume in-8° avec 24 figures. **18 fr.**

L.-H. THOINOT. Typhus exanthématique.
Louis GUINON. Fièvres éruptives.
G. THIBIERGE. Maladies vénériennes et cutanées.
A. GILBERT. Pathologie du sang.
H. RICHARDIÈRE. Intoxications.

TOME III. 1 volume in-8° avec 18 figures. **20 fr.**

A. RUAULT. Maladies de la bouche et du pharynx.
A. MATHIEU. Maladies de l'estomac et du pancréas.
COURTOIS-SUFFIT. Maladies de l'intestin, du péritoine.
A. CHAUFFARD. Maladies du foie et des voies biliaires.

TOME IV. 1 volume in-8°, avec 19 figures en noir et en couleurs. **22 fr.**

A. RUAULT. Maladies du nez et du pharynx.
E. BRISSAUD. Asthme.
P. LE GENDRE. Coqueluche.
A.-B. MARFAN. Maladies des bronches. Maladies chroniques du poumon. Maladies du médiastin.
NETTER. Maladies aiguës des poumons. Maladies de la plèvre.

TOME V. 1 volume in-8°, avec 45 figures. **20 fr.**

ANDRÉ PETIT. Maladies du cœur.
A. BRAULT. Maladies du rein et des capsules surrénales.
W. ŒTTINGER. Maladies des vaisseaux sanguins, des vaisseaux périphériques, de l'aorte.
W. ŒTTINGER. Rhumatisme articulaire aigu.

TOME VI. 1 fort volume in-8°, avec 220 figures. **25 fr.**

E. BRISSAUD. Maladie de l'encéphale ; de l'hémisphère cérébral; du cervelet.
GEORGES GUINON. Maladies de la protubérance annulaire, des pédoncules cérébraux et du bulbe rachidien.
PIERRE MARIE. Maladies intrinsèques de la moelle épinière. — Tabes.
GEORGES GUINON. Syringomyélie. Maladies extrinsèques de la moelle épinière. Maladies des méninges.
H. LAMY. Syphilis des centres nerveux.
J. BABINSKI. Des névrites.
HALLION. Maladies des muscles et des nerfs en particulier.
E. BOIX. Myopathie primitive progressive.
SOUQUES. Dystrophies d'origines nerveuses.
G. BALLET ET P. BLOCQ. Paralysie générale progressive.
GILBERT BALLET. Les Psychoses.
P. BLOCQ. Chorées.
LAMY. Paralysie agitante.
HALLION. Maladie de Thomson.
DUTIL. Neurasthénie. Epilepsie. Hystérie.

Traité
des Maladies de l'Enfance

PUBLIÉ SOUS LA DIRECTION DE MM.

J. GRANCHER
PROFESSEUR A LA FACULTÉ DE MÉDECINE DE PARIS
MEMBRE DE L'ACADÉMIE DE MÉDECINE. MÉDECIN DE L'HOPITAL DES ENFANTS MALADES

J. COMBY
MÉDECIN DE L'HOPITAL DES ENFANTS MALADES

A.-B. MARFAN
AGRÉGÉ, MÉDECIN DES HOPITAUX

5 volumes grand in-8° avec figures. — *En souscription.* . **90** francs.

Cet ouvrage vient fort heureusement combler une lacune. Si les manuels de médecine infantile ne manquaient pas, on souffrait de l'absence d'une œuvre de longue haleine embrassant, dans son ensemble, toute la pédiatrie. Cette œuvre, MM. Grancher, Comby et Marfan ont voulu l'entreprendre, encouragés qu'ils étaient par les collaborations précieuses qui s'offraient à eux, tant de la France que de l'étranger.

Les directeurs de cette publication ont pensé qu'on leur saurait gré d'avoir réuni, dans le même ouvrage, toutes les branches de la pathologie infantile : médecine, chirurgie, spécialités. D'autant plus qu'ils ont fait appel, pour la réalisation de ce plan nouveau, aux maitres les plus renommés dans ces diverses branches de la pédiatrie. Le lecteur y trouvera des réponses à toutes les questions qui intéressent la pratique médico-chirurgicale des enfants.

Conçu dans cet esprit, exécuté avec une compétence dont le public médical sera juge, le nouveau *Traité des Maladies de l'Enfance* est appelé à rendre les plus grands services aux praticiens.

Le **Traité des Maladies de l'Enfance** *sera publié en cinq volumes qui paraîtront à des intervalles rapprochés : Chaque volume sera vendu séparément.*

TOME I (EN VENTE)
1 volume in-8° de XVI-816 pages avec figures dans le texte. . . . . **18** *fr.*

Préface (GRANCHER). — *Physiologie et hygiène de l'enfance* (COMBY). — *Considérations thérapeutiques sur les maladies de l'enfance. Table de posologie infantile* (MARFAN). — *Scarlatine* (MOIZARD). — *Rougeole* (COMBY). — *Rubéole* (BOULLOCHE). — *Variole* (COMBY). — *Vaccine et vaccination* (DAUCHEZ). — *Varicelle* (COMBY). — *Oreillons* (COMBY). — *Coqueluche* (COMBY). — *Fièvre typhoïde* (MARFAN). — *Fièvre éphémère, Fièvre ganglionnaire* (COMBY). — *Grippe* (GILLET). — *Suette miliaire* (HONTANG). — *Choléra asiatique* (DUFLOCQ). — *Malaria* (CONCETTI). — *Fièvre jaune* (COMBY). — *Tétanos* (RENAULT). — *Rage* (GILLET). — *Erysipèle* (RENON). — *Infections septiques du fœtus, du nouveau-né et du nourrisson* (FISCHL). — *Rhumatisme articulaire et polyarthrites* (MARFAN). — *Diphtérie* (SEVESTRE et LOUIS MARTIN). — *Syphilis* (GASTOU). — *Tuberculose, Scrofule* AVIRAGNET).

TOME II (EN VENTE)
1 volume in-8° de 818 pages avec figures dans le texte. . . . . **18** francs.

Maladies générales de la nutrition. — *Arthritisme, obésité, maigreur, migraine, asthme* (COMBY). — *Diabète sucré* (H. LEROUX). — *Maladies du sang* (AUDEOUD). — *Hémophilie* (COMBY). — *Hémorragies des nouveau-nés* (DEMELIN). — *Purpura et syndromes hémorragiques* (MARFAN). — *Scorbut infantile* (BARLOW). — *Rachitisme* (COMBY et BROCA). — *Croissance* (COMBY). — *Athrepsie* (THIERCELIN). **Maladies du tube digestif.** *Développement du tube digestif* (VARIOT). — *Dentition* (MILLON). — *Bec-de-lièvre, Macroglossie, Tumeurs du plancher de la bouche* (BROCA). — *Stomatites* (COMBY). — *Angines aiguës* (DUPRÉ). — *Abcès rétro-pharyngiens* (BOKAY). — *Hypertrophie des amygdales, pharyngite chronique, végétations adénoïdes* (CUVILLIER). — *Polypes naso-pharyngiens* (BROCA). — *Maladies de l'œsophage, de l'estomac et de l'intestin* (COMBY). — *Infections et intoxications digestives* (LESAGE). — *Dysenterie* (SANNÉ). — *Tuberculose de l'estomac, de l'intestin et des ganglions mésentériques* (MARFAN). — *Constipation* (MARFAN). — *Vers intestinaux* (FILATOFF). — *Invagination intestinale* (JALAGUIER). — *Prolapsus du rectum* (BROCA). — *Polypes du rectum, corps étrangers des voies digestives, fissures à l'anus* (FELIZET et BRANCA). — *Malformations, abcès de la région ano-rectale* (FORGUE).

TOME III
ABDOMEN ET ANNEXE : ombilic, hernies, foie, rate, reins et organes génitaux. — MALADIES DE L'APPAREIL CIRCULATOIRE. — NEZ, LARYNX : thymus, glande thyroïde.

TOME IV
MALADIES DES BRONCHES, DU POUMON, DES PLÈVRES, DU MÉDIASTIN. — MALADIES DU SYSTÈME NERVEUX : méninges, cerveau, moelle, amyotrophies, névroses, paralysies, etc

TOME V
APPAREIL LOCOMOTEUR : os, articulations, etc. — ORGANES DES SENS : yeux, oreilles. — MALADIES DE LA PEAU. — MALADIES DU FOETUS. — Table des matières.

Traité de
Pathologie générale

PUBLIÉ PAR
Ch. BOUCHARD
Membre de l'Institut
Professeur de Pathologie générale à la Faculté de médecine de Paris

SECRÉTAIRE DE LA RÉDACTION : **G.-H. ROGER**
Professeur agrégé à la Faculté de médecine de Paris, Médecin des hôpitaux.

CONDITIONS DE LA PUBLICATION :

Le **Traité de Pathologie générale** *est publié en 6 volumes grand in-8°. Chaque volume comprendra environ 900 pages, avec nombreuses figures dans le texte.*

L'éditeur accepte jusqu'à la publication du troisième volume des souscriptions au prix à forfait de **102 francs**, quels que soient l'étendue de l'ouvrage et le prix définitif de la publication terminée.

TOME PREMIER
1 vol. grand in-8° de 1018 pages avec figures dans le texte. **18** fr.

H. ROGER. — **Introduction à l'étude de la pathologie générale.**
H. ROGER ET P.-J. CADIOT. — **Pathologie comparée de l'homme et des animaux.**
P. VUILLEMIN, chargé de cours à la Faculté de médecine de Nancy. — **Considérations générales sur les maladies des végétaux.**
MATHIAS DUVAL, professeur à la Faculté de Paris. — **Pathogénie générale de l'embryon. Tératogénie.**
LE GENDRE, médecin des hôpitaux. — **L'Hérédité et la pathologie générale.**
BOURCY, médecin des hôpitaux. — **Prédisposition et immunité.**
MARFAN, professeur agrégé à la Faculté de Paris, médecin des hôpitaux. — **La Fatigue et le surmenage.**
LEJARS, professeur agrégé à la Faculté de médecine de Paris, chirurgien des hôpitaux. — **Les Agents mécaniques.**
LE NOIR. — **Les Agents physiques. Chaleur. Froid. Lumière. Pression atmosphérique. Son.**
D'ARSONVAL, membre de l'Institut, professeur au Collège de France. — **Les Agents physiques. L'Énergie électrique et la matière vivante.**
LE NOIR. — **Les Agents chimiques : les caustiques.**
H. ROGER. — **Les Intoxications.**

TOME II
1 vol. grand in-8° de 940 pages avec figures dans le texte. **18** fr.

CHARRIN, professeur agrégé à la Faculté de médecine de Paris, médecin des hôpitaux.— **L'Infection.**
GUIGNARD, membre de l'Institut, professeur à l'École de pharmacie. — **Notions générales de morphologie bactériologique.**
HUGOUNENQ, professeur à la Faculté de médecine de Lyon. — **Notions de chimie bactériologique.**
ROUX, professeur agrégé à la Faculté de médecine de Lyon. — **Les Microbes pathogènes.**
CHANTEMESSE, professeur agrégé à la Faculté de médecine de Paris, médecin des hôpitaux. — **Le sol, l'eau et l'air, agents des maladies infectieuses.**
LAVERAN, membre de l'Académie de médecine. — **Des maladies épidémiques.**
RUFFER. — **Sur les parasites des tumeurs épithéliales malignes.**
R. BLANCHARD, professeur agrégé à la Faculté de médecine de Paris, membre de l'Académie de médecine. — **Les Parasites.**

Le tome III (par MM. BOUCHARD, CHARRIN, COURMONT, GLEY, Louis GUINON, GUYON, LAMBLING, LÉTULLE, MAYOR, ROGER) et le tome IV (par MM. LE GENDRE, DU CAMP, GILBERT, HÉNOCQUE, BOULAY, LERMOYEZ, LEBRETON, DEVICQ, TRIPIER, LANDOUZY), paraîtront prochainement.

Traité de Gynécologie
Clinique et Opératoire

Par le Dr Samuel POZZI

Professeur agrégé à la Faculté de Médecine, Chirurgien de l'hôpital Broca.
Membre de l'Académie de Médecine

TROISIÈME ÉDITION, REVUE ET AUGMENTÉE

1 vol. in-8° de XXII-1270 pages, avec 628 fig. dans le texte. Relié toile. . **30 fr.**

Cette édition a été l'objet d'une revision attentive et d'additions notables. Un certain nombre de chapitres ont été complètement transformés, tels sont ceux relatifs à l'asepsie, au traitement des corps fibreux par les nouveaux procédés d'hystérectomie abdominale et vaginale, aux indications de cette dernière opération dans les suppurations pelviennes, aux interventions récentes contre les rétro-déviations utérines, etc. Dans les questions encore controversées, en voie d'évolution pour ainsi dire, l'auteur a tâché de donner une idée exacte des diverses opinions, sans pour cela omettre de formuler nettement la sienne.

Précis d'Obstétrique

PAR MM.

A. RIBEMONT-DESSAIGNES

Agrégé de la Faculté de médecine,
Accoucheur de l'hôpital Beaujon

G. LEPAGE

Ancien Chef de clinique obstétricale à la
Faculté de Médecine, Accoucheur des hôpitaux

Troisième édition

AVEC FIGURES DANS LE TEXTE DESSINÉES PAR M. RIBEMONT-DESSAIGNES

1 vol. grand in-8° de plus de 1300 pages, relié toile. . . . . **30 fr.**

Ce livre est un véritable traité d'accouchements tout à fait au courant des derniers progrès de l'art obstétrical. Il est appelé à rendre les plus grands services, non seulement à l'étudiant qui prépare ses examens, mais aussi au praticien, abandonné qu'il est, la plupart du temps, au milieu des multiples difficultés de la clinique, et avec une instruction pratique souvent insuffisante. Ce précis reproduit dans ses grands traits l'enseignement des deux professeurs de clinique obstétricale de la Faculté de Paris, ce qui n'empêche pas que, sur diverses questions, les auteurs formulent d'une manière précise leur opinion personnelle.

Traité des Maladies des Yeux

Par Ph. PANAS

Professeur de clinique ophtalmologique à la Faculté de Médecine, Chirurgien de l'Hôtel-Dieu

2 vol. gr. in-8° avec 453 fig. dans le texte et 7 pl. en couleurs. Rel. toile. **40 fr.**

Dans cet ouvrage, le savant professeur de la Faculté de Paris s'est attaché à donner d'une façon concise l'état actuel de la science ophtalmologique, en prenant pour base la clinique, sans négliger l'enseignement et les recherches de laboratoire. Ce livre, essentiellement pratique, s'adresse autant aux étudiants qu'aux ophtalmologistes de profession.

Traité d'Anatomie Humaine

PUBLIÉ SOUS LA DIRECTION DE
PAUL POIRIER

Professeur agrégé à la Faculté de médecine de Paris,
Chef des travaux anatomiques, Chirurgien des hôpitaux.

PAR MM.

A. CHARPY

Professeur d'Anatomie à la Faculté de Toulouse.

A. NICOLAS

Professeur d'Anatomie à la Faculté de Nancy.

A. PRENANT

Professeur d'Histologie à la Faculté de Nancy.

P. JACQUES

Professeur agrégé à la Faculté de Nancy, Chef des Travaux anatomiques

ÉTAT DE LA PUBLICATION :

TOME I : *Embryologie ; Ostéologie : Arthrologie.* 621 figures. . . . . 20 fr.
TOME II : Fasc. I. *Myologie.* 312 fig. 12 fr.
Fascicule II. *Angéiologie.* 145 figures. . . . . 8 fr.

TOME III : Fascicules I et II. *Système nerveux.* 2 volumes avec 407 figures. . . . . 22 fr.
TOME IV : Fascicule I. *Tube digestif* 158 figures. . . . . 12 fr.

Il reste à publier :

Un fascicule du tome II (**Système veineux. Lymphatiques**).
Un fascicule du tome III (**Nerfs périphériques. Organes des sens**).
Deux fascicules du tome IV (**Organes génito-urinaires. Appareil de la respiration**).

Manuel de Pathologie interne

par **G. DIEULAFOY**, professeur de clinique médicale de la Faculté de médecine de Paris, médecin de l'Hôtel-Dieu, membre de l'Académie de médecine. *Dixième édition, revue et augmentée*. 4 volumes in-16 diamant, avec figures en noir et en couleurs, cartonnés à l'anglaise, tranches rouges.. **28** fr. »

Manuel de Pathologie externe

par MM. **RECLUS, KIRMISSON, PEYROT, BOUILLY**, professeurs agrégés à la Faculté de médecine de Paris, chirurgiens des hôpitaux, 4 volumes petit in-8°. . . . . . **40** fr.

I. — Maladies des tissus. 4° édition, par le Dr P. RECLUS.

II. — Maladies des régions : *Tête et Rachis*. 4° édition, par le Dr KIRMISSON.

III. — Maladies des régions : *Cou, Poitrine, Abdomen*. 4° éd., par le Dr PEYROT.

IV. — Maladies des régions : *Organes génito-urinaires et Membres*, 4° édition, par le Dr BOUILLY.

Chaque volume est vendu séparément. **10** fr.

Précis d'Histologie

par **Mathias DUVAL**, professeur d'histologie à la Faculté de médecine de Paris, membre de l'Académie de médecine, 1 volume grand in-8° de XXXII-956 pages avec 408 fig. dans le texte. **18** fr.

Précis de Manuel opératoire

par **L.-H. FARABEUF**, professeur à la Faculté de médecine de Paris, membre de l'Académie de médecine. *Quatrième édition*. 1 volume petit in-8° avec 799 figures dans le texte. . . . . **16** fr.

Leçons de Thérapeutique

par le Dr **Georges HAYEM**, membre de l'Académie de médecine, professeur à la Faculté de médecine de Paris. 5 volumes ainsi divisés :

Les *Médications*, 4 volumes grand in-8°, les 3 premiers. . . . . **8** fr.

Le tome IV. . . . . **12** fr.

Les *Agents physiques et naturels*, 1 vol. grand in-8°, avec nombreuses figures et 1 carte. . . . . **12** fr.

Traité élémentaire de Clinique thérapeutique

par le Dr **G. LYON**, ancien interne des hôpitaux de Paris, ancien chef de clinique à la Faculté de médecine. *Deuxième édition revue et augmentée*. 1 vol. in-8 de 1154 pages. . . . . . **15** fr.

D' THOINOT (L.-H.), professeur agrégé à la Faculté de médecine de Paris, médecin des Hôpitaux, et **MASSELIN** (E.-J.), médecin-vétérinaire.

Précis de Microbie. — *Technique et microbes pathogènes.* Ouvrage couronné par la Faculté de médecine (Prix Jeunesse). *Troisième édition* revue et augmentée. 1 vol. in-16 avec 93 figures dont 22 en couleurs, cartonné. . . . . **7 fr.**

SPILLMANN, professeur de clinique médicale à la Faculté de Nancy, et **P. Haushalter**, professeur agrégé.

Manuel de Diagnostic médical et d'exploration clinique. *Troisième édition*, entièrement refondue. 1 vol. in-16 avec 89 figures, cartonné. . . . . **6 fr.**

LAUNOIS et **MORAU**, préparateurs adjoints d'histologie à la Faculté de médecine de Paris.

Manuel d'anatomie microscopique et histologique, avec une préface de M. Mathias Duval. 1 vol. in-16 diamant, cart.   **6 fr.**

WURTZ (R.), professeur agrégé à la Faculté de médecine de Paris, médecin des hôpitaux.

Précis de Bactériologie clinique. Ouvrage couronné par la Faculté de médecine. *Deuxième édition* avec tableaux synoptiques et figures dans le texte. 1 vol. in-16 diamant, cartonné. . . . . . **6 fr.**

SOLLIER (Paul), chef de clinique adjoint des maladies mentales à la Faculté.

Guide pratique des maladies mentales. **Séméiologie. Diagnostic. Indications.** 1 volume in-16 cartonné. . . . . **5 fr.**

BRISSAUD (E.), professeur agrégé à la Faculté de Médecine de Paris, médecin des hôpitaux de Paris.

Leçons sur les maladies nerveuses (Salpêtrière, 1893-1894) recueillies et publiées par le D' Henry Meige. 1 vol. grand in-8° avec 240 figures (schémas et photographies). . . . . **18 fr.**

CHARRIN (A.), professeur agrégé, médecin des hôpitaux, directeur adjoint au laboratoire de Pathologie générale, assistant au Collège de France.

Leçons de Pathogénie appliquée. Clinique médicale. Hôtel-Dieu (1895-1896). 1 vol. in-8° . . . . **6 fr.**

DUPLAY (Simon), professeur de clinique chirurgicale à la Faculté de Médecine de Paris, membre de l'Académie de Médecine, chirurgien de l'Hôtel-Dieu.

Cliniques chirurgicales de l'Hôtel-Dieu recueillies et publiées par les D'' M. Cazin, chef de clinique chirurgicale, et S. Clado, chef des travaux gynécologiques à l'Hôtel-Dieu. 1 vol. in-8° avec fig.   **7 fr.**

LEJARS (F.), professeur agrégé à la Faculté de Médecine, chirurgien des hôpitaux.

Leçons de Chirurgie (La Pitié, 1893-1894). 1 volume grand in-8° avec 128 figures. . . . . **16 fr.**

RECLUS (Paul), professeur agrégé à la Faculté de Médecine, chirurgien des hôpitaux, membre de l'Académie de Médecine.

Clinique et critique chirurgicales. 1 vol. in-8°. . . **10 fr.**

Cliniques chirurgicales de l'Hôtel-Dieu. 1 vol. in-8°. **10 fr.**

Cliniques chirurgicales de la Pitié. 1 vol. in-8° avec figures dans le texte. . . . . **10 fr.**

BIBLIOTHÈQUE
d'Hygiène
thérapeutique

DIRIGÉE PAR

Le Professeur PROUST

Membre de l'Académie de médecine, Médecin de l'Hôtel-Dieu.
Inspecteur général des Services sanitaires.

Chaque ouvrage forme un volume in-16, cartonné toile, tranches rouges
et est vendu séparément : **4 fr.**

Chacun des volumes de cette collection n'est consacré qu'à une seule maladie
ou à un seul groupe de maladies. Grâce à leur format ils sont d'un maniement
commode. D'un autre côté, en accordant un volume spécial à chacun des grands
sujets d'hygiène thérapeutique, il a été facile de donner à leur développement
toute l'étendue nécessaire.

L'hygiène thérapeutique s'appuie directement sur la pathogénie ; elle doit en
être la conclusion logique et naturelle. La genèse des maladies sera donc
étudiée tout d'abord. On se préoccupera moins d'être absolument complet que
d'être clair. On ne cherchera pas à tracer un historique savant, à faire preuve
de brillante érudition, à encombrer le texte de citations bibliographiques. On
s'efforcera de n'exposer que les données importantes de pathogénie et d'hygiène
thérapeutique et à les mettre en lumière.

L'Hygiène du Goutteux, par A. PROUST et A. MATHIEU, médecins
des hôpitaux de Paris.

L'Hygiène de l'Obèse, par A. PROUST et A. MATHIEU, médecins des
hôpitaux de Paris.

L'Hygiène des Asthmatiques, par E. BRISSAUD, professeur agrégé,
médecin de l'hôpital Saint-Antoine.

L'Hygiène du Syphilitique, par H. BOURGES, préparateur au laboratoire d'hygiène de la Faculté de médecine.

Hygiène et thérapeutique thermales, par G. DELFAU, ancien
interne des hôpitaux de Paris.

L'Hygiène du Neurasthénique, par A. PROUST et G. BALLET,
médecins des hôpitaux de Paris.

L'Hygiène du Diabétique, par A. PROUST et A. MATHIEU, médecins
des hôpitaux de Paris.

L'Hygiène du Tuberculeux, par le Dr DAREMBERG.

L'Hygiène des Dyspeptiques, par le Dr LINOSSIER.

L'Hygiène des Albuminuriques, par le Dr SPRINGER.

Hygiène thérapeutique des maladies de la peau, par le D^r
BROCQ.

35252. — Imprimerie LAHURE, rue de Fleurus, 9, à Paris.

9 782013 600507